Sous la
Gérard ZRIBI

HANDICAPÉS MENTAUX ET PSYCHIQUES

Vers de nouveaux droits

2003
ÉDITIONS DE L'ÉCOLE NATIONALE DE LA SANTÉ PUBLIQUE

Des mêmes auteurs

Aux éditions ENSP

Gérard Zribi, Jacques Sarfaty (dir.)
Le vieillissement des personnes handicapées mentales
2003

Gérard Zribi, Jacques Sarfaty (dir.)
Construction de soi et handicap mental
2000

Gérard Zribi

L'avenir du travail protégé. CAT et intégration
1998

Handicapés mentaux graves et polyhandicapés en France
1993

En collaboration

Gérard Zribi, Jean-Louis Chapellier (dir.)
Penser le handicap
2003

Gérard Zribi, Dominique Poupée-Fontaine
Dictionnaire du handicap
2002

Gérard Zribi (dir.)
L'accueil des personnes gravement handicapées
1993

Chez d'autres éditeurs

Gérard Zribi, Jacques Sarfaty *et al.*
Handicap mental et vieillissement
Éditions du CTNERHI, 1990

Gérard Zribi
Vers une psychothérapie sociale
Le sort des adolescents et des adultes handicapés mentaux
Éditions ESF, 1987

ISBN 2-85952-850-4
www.editions.ensp.fr

LISTE DES AUTEURS

Gérard Zribi	Docteur en psychologie. Directeur général d'association. Secrétaire général de l'IRTS Paris. Vice-président d'ARFI-Europe.
Jacques Sarfaty	Médecin-psychiatre au Centre hospitalier intercommunal de Créteil.
Thierry Beulné	Psychologue. Directeur de CAT.
Hélène Debiève	Diplômée de l'Institut d'études politiques de Grenoble et de l'École nationale de la santé publique. Directrice adjointe de l'Institut du Val-Mandé.
Mylène Garo	Médecin-psychiatre.
Béatrice Hommet	Médecin-psychiatre.
Jean-François Kieken	Directeur administratif d'association. Président d'Actions-H.
Françoise Mille	Chef de service éducatif. Diplômée en sciences de l'éducation.
Colette Patzierkovsky	Médecin de santé publique.
Fabienne Pressard	Psychologue.
Jean Poitevin	Directeur de l'Institut du Val-Mandé. Intervenant à l'École nationale de la santé publique.
Ariane Vienney	Diplômée en psychologie et en éducation spécialisée. Directrice de foyers communautaires, de foyers de jour et d'un service de soutien à l'intégration sociale.

Françoise Richard, psychologue et Éliane Duguet, assistante sociale ont également participé à ce travail.

Remerciements

Cette étude a été menée à bien dans le cadre de l'Association de recherche et de formation sur l'insertion (ARFI). Elle a bénéficié du soutien de l'AGEFIPH et du conseil général du Val-de-Marne.

Raymond Ceccotto et Jean-Luc Becker, tous deux dirigeants d'équipements au Luxembourg, ont signé efficacement la contribution d'ARFI-Europe.

Plusieurs institutions et organismes français et européens ont apporté leur concours actif à la recherche de terrain figurant dans l'ouvrage.

La dactylographie a été assurée par Sandy-Laure Laviron, dont plusieurs remarques pertinentes ont été prises en compte. Laurence Vonwill a également apporté une aide matérielle précieuse.

Le manuscrit a bénéficié de la relecture exigeante de Denis Couet et Monique Fouquet, des Éditions ENSP.

À tous, les auteurs expriment leur profonde gratitude.

PRÉSENTATION

Le thème de cette étude illustre bien la complexité des attitudes collectives envers les droits de la personne handicapée mentale, un quasi-consensus sur la légitimité, pour une personne handicapée, de disposer des droits de tous et, dans le même temps, une interrogation sur leur effectivité, voire même, pour certains d'entre eux (le droit de vote, la parentalité), sur leur bien-fondé.

Il existe aujourd'hui un consensus pour refuser la persistance de zones de non-droit. Pourtant, une série de questions compliquées bousculent cette première adhésion exprimée ou ressentie spontanément : comment concilier l'altérité et la similitude, les dépendances et le libre arbitre, les handicaps face au rôle attendu par la collectivité et le statut du citoyen, les besoins spécifiques et le « meanstreaming[1] », les espaces intimes (corporels, psychiques, sensuels, affectifs) avec les aides thérapeutiques, pratiques, institutionnelles et sociales ?

Après avoir, en première partie, abordé les caractéristiques des notions de handicap mental et psychique pour approcher les populations en question dans ce travail, seront présentés dans une seconde partie la conquête de droits pour les personnes handicapées ainsi que les décalages ou les adéquations entre les droits formels et les droits réels.

La troisième partie traitera des options et des débats en cours sur une série de questions complexes présentées trop souvent sur un mode simplificateur et incantatoire : l'autonomie, la citoyenneté, la protection juridique, les limites personnelles, l'intimité, la dignité, la sexualité et la parentalité, l'intégration, l'égalité des échanges et les discriminations positives…

1. Politique qui ne se contente pas de mettre en œuvre des mesures spécifiques mais qui mobilise toutes les mesures d'ordre général en faveur de l'égalité de chances.

La quatrième partie s'appuiera sur une recherche de terrain centrée sur les perceptions des personnes handicapées et leur environnement à propos des modes d'existence et des choix de vie ; elle permettra d'appréhender l'exercice concret mais aussi les vécus subjectifs des droits privés et des droits sociaux par des usagers relativement autonomes, vivant et travaillant dans un milieu protégé, semi-protégé ou aidé (CAT, foyers d'hébergement, appartements personnels avec ou sans service d'accompagnement, domicile des parents, exercice d'un travail protégé en entreprise ou d'un emploi aidé, etc.).

À l'approche documentaire et critique, à la présentation des débats actuels et aux investigations de proximité viendront s'ajouter, tout au long de l'ouvrage, des propositions visant à favoriser l'acquisition de droits pour les personnes handicapées mentales ou psychiques.

1

HANDICAPS, HANDICAPÉS

1. Approche générale

Il est difficile d'aborder globalement la notion de handicap ; celle-ci est en effet floue et peu aisée à définir.

Le renouvellement le plus connu des classifications traditionnelles des handicaps a été effectué pour le compte de l'Organisation mondiale de la santé (OMS) par un professeur de l'université de Manchester, Philip Wood (INSERM, 1988). Publiée en anglais en 1980, la classification internationale des handicaps se présente, comme son sous-titre l'indique, sous la forme d'un manuel de classification des conséquences des maladies. Celui-ci consiste en trois classifications distinctes, munies d'une échelle de mesure, portant chacune sur un aspect spécifique des conséquences des maladies :

- les déficiences relatives à toute altération du corps ou de l'apparence physique, ainsi qu'à une anomalie organique ou fonctionnelle, quelle qu'en soit la cause ; en principe, les déficiences constituent des troubles manifestés au niveau de l'organe ;
- les incapacités, qui reflètent les conséquences de déficiences en termes d'activité fonctionnelle de l'individu ; les incapacités représentent donc des perturbations au niveau de la personne elle-même ;
- les désavantages se rapportent aux préjudices résultant, pour l'individu, de sa déficience ou de son incapacité ; ils reflètent l'adaptation de l'individu et l'interaction entre lui et son milieu.

À titre d'exemple, la classification des déficiences mentionne « les déficiences du langage et de la parole », la classification des incapacités, « les incapacités concernant la communication » et la classification des désavantages, les « désavantages d'intégration sociale ».

La classification internationale des handicaps présente, selon certains chercheurs et praticiens, un intérêt pour les enquêtes statistiques et épidémiologiques sur l'évaluation des handicaps, l'évolution de la situation des sujets et la réduction des handicaps par l'aménagement de l'environnement. D'autres critiquent, en revanche, le caractère peu opératoire de cette classification, sa prétention (de la même façon que les tests mentaux) à la scientificité, son insuffisante prise en compte de l'environnement social et du vécu du handicap par la personne elle-même et son entourage.

Pourtant, quelques constats généraux peuvent être dégagés pour approcher la notion de handicap:

• terme générique, elle recouvre des réalités différentes de par leur origine, leur nature et leurs impacts dans la vie sociale;

• elle est dans un certain nombre de cas difficilement accessible à une typologie bien nette des formes qui la composent: l'intrication ou la complexité de leurs caractéristiques sont en effet assez fréquentes;

• elle ne correspond pas à un rapport fixé une fois pour toutes entre la personne et son environnement; le handicap s'atténue ou s'accentue par le jeu de facteurs physiologiques et psychologiques ainsi que par la qualité des relations, des soins, de l'éducation et de l'accompagnement;

• elle est également à mettre en relation avec un environnement culturel, économique, social et environnemental donné: les attentes collectives excessivement normatives, l'intolérance, la faible accessibilité physique, un niveau économique insuffisant, des capacités diminuées accentuent immanquablement les dangers de stigmatisation, de déconsidération et d'exclusion sociale.

Le pourcentage des personnes handicapées en France et dans les pays de la Communauté européenne est estimé à 10 % de la population globale (37 millions de personnes handicapées en Europe selon le rapport Hermange, 2001); pourtant, d'autres statistiques ne confirment pas ce chiffre, car il n'y a pas de réponse unique à cette question complexe. Dans une publication récente, Pierre Mormiche (2000) note qu'environ 2,3 millions de personnes vivant à domicile perçoivent une allocation, une pension ou un autre revenu en raison d'un handicap ou d'un problème de santé. Plus de 5 millions de personnes bénéficient d'une aide régulière pour accomplir certaines tâches de la vie quotidienne. Selon cette même enquête, les déficiences motrices représentent 13,4 % de la population, les déficiences sensorielles

11,4 %, les déficiences organiques (vasculaires, respiratoires...) 9,8 %, les déficiences intellectuelles ou mentales 6,6 %... Par ailleurs, on s'accorde généralement (SESI, 1990 et 1994) sur deux points: l'existence d'une proportion élevée de personnes présentant une incapacité légère et l'augmentation de la probabilité d'apparition d'un handicap avec l'âge (maladie, accident du travail, vieillesse, etc.).

Après cette approche générale, nous allons dessiner une configuration pragmatique du handicap qui affecte la population cible de notre étude, à savoir les personnes handicapées mentales et psychiques suivies par des institutions et des services de soutien (type CAT, ateliers protégés [AP], foyers, services en milieu ouvert...) ou menant une existence très proche de la vie ordinaire (emplois aidés, appartements personnels...).

2. Handicaps mentaux, handicaps psychiques et « doubles pathologies » (ou « doubles diagnostics »)

L'intitulé et le traitement de cette rubrique ont pour principales origines:

- l'évolution dans l'appréhension des diagnostics, qui a mis en valeur des besoins plus globaux des personnes handicapées mentales et psychiques;
- la désinstitutionnalisation psychiatrique qui a généré un accroissement important des demandes d'accueil dans les institutions sociales et médico-sociales;
- les difficultés de prise en charge et d'accueil de personnes qui posent des problèmes plus complexes et plus perturbateurs (comportements agressifs notamment) dans les institutions sociales et médico-sociales;
- les nécessaires formations complémentaires des équipes de professionnels.

Essayons maintenant d'approcher les différents regroupements de population.

La « double pathologie » (ou « double diagnostic »)

Cette terminologie, fréquemment utilisée en Europe, sous-entend habituellement que sont associés chez une même personne un handicap mental, c'est-à-dire un déficit des capacités cognitives d'une part, et un handicap psychique d'autre part, à savoir un dysfonctionnement de la personnalité caractérisé par des perturbations graves, chroniques ou durables du comportement et de l'adaptation sociale.

Henri

Henri semble avoir présenté très tôt des difficultés intellectuelles (son QI est évalué à 45). Il reste au domicile de ses parents jusqu'à l'âge de 7 ans après l'échec de son intégration dans la maternelle de son quartier. Il sera ensuite placé en hôpital de jour jusqu'à ce qu'il soit pris en charge en EMPRO de 17 à 19 ans.

C'est à la suite de stages positifs qu'il pose sa candidature en CAT. Il est alors présenté comme un jeune homme sans problème, hormis une grande immaturité probablement accentuée par l'environnement familial, chaleureux mais très infantilisant: à 34 ans, ses parents continuent de lui faire sa toilette alors qu'il est par ailleurs parfaitement autonome dans les transports en commun.

L'encadrement éducatif rassurant du CAT, où il est embauché en 1989, lui a permis une adaptation rapide en atelier de conditionnement malgré un petit niveau de compréhension. C'est en 1993, alors qu'il est âgé de 25 ans, que les premières difficultés d'ordre psychiatrique apparaissent. Le moindre changement (départ en vacances, modification de l'équipe, séjour de sa mère en Algérie...) devient très angoissant pour Henri et l'équipe s'aperçoit rapidement qu'il est en proie à des hallucinations auditives. Les angoisses de mort devenant envahissantes et compromettant son insertion au CAT, la famille de Henri, d'abord assez réticente, accepte, sur les conseils de l'équipe, de l'emmener consulter un psychiatre. Un traitement neuroleptique est alors mis en place.

Sept ans après le début des troubles, Henri, toujours en CAT, bénéficiant d'un suivi hebdomadaire au CMP est toujours sous traitement médicamenteux. Les velléités d'interruption par la famille ont chaque fois entraîné une recrudescence de l'angoisse.

Henri reste limité à des travaux simples au sein de son atelier. Il est très soucieux de donner de lui l'image d'un travailleur irréprochable et mobilise de ce fait fréquemment l'équipe pour le rassurer sur ses performances.

Georges

Georges est un jeune homme de 23 ans qui vit chez ses parents. Il a suivi une scolarité ordinaire jusqu'au collège puis a été orienté vers un établissement spécialisé pour troubles du comportement. Il a effectué à partir de son école plusieurs stages en CAT qu'il n'a jamais terminés. À l'issue de sa scolarité, il sera suivi dans un hôpital de jour géré par le secteur psychiatrique. Georges présente une pathologie psychotique avec des accès délirants assez fréquents.

Georges souhaite exercer une activité professionnelle et sera soutenu dans son projet par l'équipe de l'hôpital de jour et par sa famille. Il est reconnu travailleur handicapé par la COTOREP avec une orientation CAT. Son admission en CAT met en évidence de réelles capacités de travail, et il manifeste de l'intérêt pour les travaux de petits montages. Georges présente un bon niveau de compréhension ainsi qu'une bonne habileté gestuelle. Cependant, son efficience professionnelle est fréquemment invalidée par des difficultés de concentration et des épisodes délirants. Georges doit faire beaucoup d'efforts pour se conformer aux exigences liées à une activité professionnelle.

Ses difficultés vont devenir rapidement récurrentes. Plusieurs rencontres entre Georges, les différentes équipes et la famille mettent en évidence l'arrêt prématuré de la prise en charge thérapeutique par l'hôpital de jour. Ce travail de concertation révèle la nécessité d'une action conjointe entre le CAT, où un travail de socialisation peut être entrepris, et l'hôpital de jour pour une prise en charge médicale.

Georges ne souhaite pas interrompre ses activités au CAT. Il apprécie son travail et les actions de formation qu'il effectue, elles le valorisent et lui donnent un statut. Aujourd'hui, un temps partiel a été mis en place. Compte tenu de sa problématique, son insertion professionnelle à temps plein n'est envisageable que sur le long terme.

Les handicaps psychiques

Les troubles psychiques (notion plus large que celle de « handicap psychique ») sont plus ou moins intenses, ponctuels ou permanents ou encore plus ou moins précoces. Ils entraînent des itinéraires de vie très différents selon le degré d'autonomie (ou de dépendance) des personnes. Certains malades mènent une existence normale, d'autres vivent de manière plus ou moins permanente en institution ou ont un besoin continu d'aides psychosociales : on parle alors généralement de handicapés psychiques.

Les handicaps psychiques sont donc des handicaps réels, dans la mesure où ils illustrent un lien durablement perturbé entre la personne et son environnement social et réclament des aides sociales, médicales et psychologiques de longue durée.

François

François, âgé actuellement de 49 ans, travaille en CAT depuis trois ans. C'est à 44 ans qu'il s'est vu reconnaître par la COTOREP le statut de travailleur handicapé catégorie B avec un taux d'invalidité à 80 %. Cette orientation fait suite à une succession d'épisodes dépressifs que lui-même estime remonter à son enfance (bien qu'il n'ait à cette époque bénéficié d'aucun soin), et ce malgré une scolarité apparemment sans problème. À 43 ans, il avait été hospitalisé pendant plusieurs semaines à l'Hôtel-Dieu de Paris lors d'une phase mélancolique aiguë, marquée par la dépersonnalisation (il se prend alors pour un

« archange venu combattre les forces du mal ») et par des hallucinations auditives. Le diagnostic posé est celui d'une psychose dysthymique. Un traitement neuroleptique et antidépresseur associé à un suivi régulier par un psychiatre en libéral sont instaurés depuis maintenant plusieurs années.

François a pu préserver, malgré une déficience psychique invalidante, une autonomie sociale importante puisqu'il vit en pavillon avec sa femme et son fils de 25 ans qui tous deux travaillent en milieu ordinaire. Il semble cependant que sa propre insertion en milieu ordinaire ait été favorisée par un contexte particulier: de 1971 à 1989, il a travaillé dans l'entreprise de miroiterie de son père. Car même si son efficience est bien préservée, les fluctuations de l'humeur restent fréquentes et donnent lieu à des arrêts maladie prolongés. Il présente alors un ralentissement psychoaffectif important, entraînant un désinvestissement professionnel et un repli sur soi, et des idées morbides envahissantes.

François reste fragile psychologiquement et se réfugie volontiers, lors des périodes sensibles, dans un univers mystique. Il continue d'avoir besoin, parallèlement aux soins mis en place, d'un lieu de travail contenant et adapté aux fluctuations de ses possibilités professionnelles actuelles.

Patricia

Patricia est une femme de 43 ans qui travaille en CAT depuis un an. Elle a été orientée par l'ANPE de sa commune où elle entretient depuis plusieurs années une relation privilégiée avec une conseillère d'orientation. C'est cette dernière qui a aidé Patricia dans ses démarches auprès de la COTOREP.

Patricia a suivi une scolarité jusqu'au certificat d'étude primaire. Elle n'a pas connu de prise en charge médicale ni médico-sociale. Son parcours de vie, dans un milieu socio-économique défavorisé, est chaotique, marqué par des ruptures affectives, des échecs scolaires et des difficultés d'adaptation professionnelle. Patricia a effectué des « petits boulots » avant de rester neuf ans sans travailler. Elle perçoit alors le revenu minimum d'insertion et bénéficie de l'aide des services sociaux de sa commune.

Patricia vit avec sa fille de 14 ans qu'elle élève seule. Elle est au collège, c'est une bonne élève. Patricia a un ancrage satisfaisant dans son quartier, l'éducation de sa fille a fortement contribué à son insertion sociale (crèche, école...).

Cette femme ne connaissait pas le travail protégé. Sa demande d'admission en CAT a été motivée par son souhait de reprendre une activité professionnelle. Son projet est de travailler comme femme de ménage: le CAT est envisagé d'emblée comme une transition. Un poste lui a été proposé dans l'équipe de travailleurs handicapés qui s'occupe de la restauration et du ménage du CAT.

Patricia est assidue et efficace dans son travail, elle bénéficie d'une bonne perception par l'ensemble des travailleurs handicapés et du personnel. À sa demande et compte tenu de son efficience professionnelle, une activité d'entretien de locaux dans un service municipal lui a été proposée dans le cadre d'un détachement. Malgré un contexte professionnel satisfaisant et un soutien important de la part de l'équipe technique du CAT, Patricia s'est trouvée en difficulté (angoisse massive, insomnie, absentéisme...), elle a demandé à réintégrer le CAT. Après quelque temps, cette expérience sera renouvelée mais selon un rythme adapté, soit une journée par semaine. Malgré un bon niveau de compréhension et de réelles capacités, l'efficience de Patricia est encore dépendante d'un cadre contenant.

Daniel

Né en 1949, Daniel vit avec en Algérie jusqu'en 1960, date à laquelle sa famille rentre en France. Il passe alors un CAP de chaudronnier. À l'âge de 18 ans, il s'engage dans la marine. À 20 ans il se marie et devient père d'une petite fille un an plus tard. À 26 ans, il est hospitalisé une première fois pour état dépressif atypique. Un an plus tard, il est hospitalisé à nouveau pour troubles dissociatifs à l'hôpital militaire, le diagnostic de schizophrénie sera alors confirmé. Il quitte l'armée en 1981 et divorce cette même année.

Reconnu travailleur handicapé en 1982, Daniel est orienté vers un stage d'horticulture mais il décompense à nouveau l'année suivante et est hospitalisé à Étampes pour accès délirant. Une nouvelle tentative de réinsertion est entreprise avec une orientation en CAT. Un hébergement sera tenté en foyer de postcure à Paris, qui échouera au bout de quelques mois, Daniel ne s'investissant pas dans la participation à la vie sociale exigée par le foyer.

Daniel garde par ailleurs tout ce temps des relations avec sa famille, y compris avec son ex-femme. Il se soucie beaucoup de sa fille. Il entretient également une relation très proche avec un aveugle qui vit seul à Paris et à qui il tient compagnie régulièrement.

En 1984, Daniel intègre le CAT de Champigny-sur-Marne, tout en étant sous le régime d'hospitalisation de nuit à Étampes. Malgré une bonne efficience professionnelle, son insertion dans l'atelier du CAT est fragile, il a peu de relations avec ses collègues, il inspire une certaine méfiance. Ses tenues vestimentaires contribuent à l'isoler de son entourage: il porte de grands cirés fermés hermétiquement quelle que soit la saison, sa blouse de travail est également en matière plastique. La distance ente l'hôpital et le CAT oblige à trouver une autre solution d'hébergement. Il est admis en 1986 dans les foyers communautaires à proximité du CAT. Son adaptation se fait lentement. Très replié sur lui-même, il accepte petit à petit la participation à la vie communautaire (préparer les repas, entretenir la maison, faire des courses...).

Le travail de soutien de l'équipe du foyer se base alors sur la réalité, tout en respectant les espaces nécessaires à l'expression de la pathologie délirante de Daniel Il faudra souvent négocier avec lui la limitation de son espace personnel et des tenues vestimentaires ne risquant pas d'entraîner l'agressivité de l'extérieur. Un partenariat serré se met en place avec le secteur de psychiatrie. Daniel peut ainsi vivre en milieu ordinaire tout en étant contenu et rassuré.

L'ensemble de ces soutiens lui permettra en 1989 de quitter le foyer communautaire où la permanence éducative et l'aide sociale sont prédominantes. Il s'installe dans un appartement où il partage la vie de deux autres résidents. Il est aidé par un service d'accompagnement. Cette situation lui donne accès à une vie sociale à laquelle il prend une part plus active: le travail entraîne une certaine reconnaissance et estime de soi, il lui permet de disposer de ressources pour payer son loyer, sa nourriture et l'ensemble de ses charges, tout en étant sous curatelle bien sûr.

Malgré un équilibre fragile, durant toutes ces années, Daniel ne sera que très peu hospitalisé. Chaque épisode aigu est suivi d'une période en maison de repos, après laquelle il reprend son travail et ses activités habituelles.

Daniel a aujourd'hui 53 ans, il est grand-père, se vit depuis comme un préretraité et travaille à mi-temps au CAT.

Les handicaps mentaux

Cette notion renvoie aux états déficitaires plus ou moins graves, autrefois appelés déficiences ou débilités mentales ou intellectuelles, et évalués au moyen d'examens cliniques ou de tests d'efficience psychologique. Selon les différentes approches théoriques, l'étiologie des déficiences mentales est surtout génétique (les aberrations chromosomiques) ou biologique (agressions prénatales, périnatales ou postnatales), ou essentiellement psychologique (blocages mentaux provoqués par l'hospitalisme, la perturbation des premiers liens entre la mère et l'enfant...) ou encore écologique (milieu socioculturel frustre, carence de stimulations intellectuelles, mauvaises conditions de vie, d'alimentation, de sommeil...).

Les déficiences mentales sont traditionnellement hiérarchisées en fonction de leur gravité, grâce aux tests mentaux d'aptitude et de connaissance. On a ainsi isolé:

- l'arriération mentale, ou arriération profonde, ou oligophrénie profonde: c'est le niveau le plus élevé de dépendance au niveau des actes élémentaires de la vie quotidienne;
- les déficiences mentales, ou insuffisances mentales, subdivisées en trois groupes (légères, moyennes et profondes) délimités par les quotients intellectuels obtenus aux tests mentaux.

Mises à part les situations peu litigieuses de sujets atteints précocement de lésions organiques ou de perturbations graves de la personnalité affectant leur développement intellectuel, les déficiences moyennes et légères sont très diversement interprétées: troubles individuels pour les uns, elles n'ont comme réalité pour d'autres que de correspondre aux besoins de l'organisation sociale ou au prix à payer pour les mutations socio-économiques. On peut enfin constater que, quel que soit le courant théorique auquel ils se rattachent (organiciste, psychologique ou écologique), la plupart des praticiens et chercheurs actuels critiquent l'approche simplificatrice traditionnelle qui assimile les déficiences mentales à des déficits quantifiables et statistiques. Loin de s'en tenir aux anciennes classifications figées et stigmatisantes, on admet aujourd'hui, en effet, la complexité et la mobilité des multiples formes de déficience mentale. La circulaire de 1989, émanant du ministère des affaires sociales et rédigée dans le cadre de la refonte des annexes XXIV, va tout à fait dans ce sens: « [...] La déficience mentale, ou son niveau, ne peut plus être considérée de manière univoque comme un état définitif, fixé, sur lequel un simple apprentissage, limité et adapté, suffirait. » Et aussi: « Le diagnostic médical n'est indicatif que de la cause de la déficience intellectuelle et n'autorise pas à faire l'économie de l'évaluation complexe des capacités cognitives et interactives. »

La défiance et le scepticisme des praticiens envers la fiabilité et l'intérêt des tests mentaux ainsi que l'amélioration des techniques d'investigation expliquent qu'ils soient aujourd'hui peu utilisés (et en tout cas non exclusivement) dans les institutions sociales et médico-sociales qui reçoivent des jeunes présentant un handicap mental, et plus rarement encore dans les établissements accueillant des sujets adultes. La circulaire déjà citée resitue les tests mentaux dans un ensemble d'outils permettant d'approcher les aptitudes et la personnalité des enfants et adolescents déficients intellectuels: « Pour ceux des enfants qui présentent essentiellement une déficience intellectuelle, l'évaluation clinique va au-delà des tests psychométriques. Elle insistera sur la dynamique évolutive de chaque individu, riche de potentialités parfois insoupçonnées et sur l'importance des interactions entre l'enfant et son environnement familial. » L'un des fondateurs de la psychométrie, Alfred Binet (1988), ne disait d'ailleurs pas fondamentalement autre chose lorsqu'il contestait que « les tests mentaux doivent seuls nous apprendre à connaître le caractère des enfants ».

Raymond

Raymond est un homme de 47 ans qui présente une déficience mentale moyenne. Il a reçu depuis son enfance une éducation spécialisée (IMP, IMPro). L'étiologie de sa déficience est inconnue. Son drame est sans doute d'avoir été abandonné très tôt par ses parents. Il a été placé en internat puis dans une famille d'accueil avant d'être orienté en foyer.

Raymond présente un petit niveau de compréhension, il ne sait ni lire, ni écrire, ni compter. Néanmoins, il est très volontaire pour les apprentissages nouveaux, tant au plan professionnel qu'au niveau de son habitat. Son désir de reconnaissance a joué un rôle important dans son évolution personnelle et son insertion sociale. Raymond travaille en CAT depuis une quinzaine d'années. Après avoir débuté dans un atelier de conditionnement, il exerce aujourd'hui son activité professionnelle dans une petite cafétéria à Paris. Il est très assidu dans son travail.

Raymond a vécu dans un foyer d'hébergement pendant quelques années puis dans un appartement collectif. Sa motivation à mener une vie « normale », son désir de bien faire lui ont permis d'acquérir divers apprentissages sociaux (transports, cuisine, hygiène de vie...) lui permettant d'avoir une autonomie sociale optimale. Il a récemment acheté un petit appartement et il bénéficie du soutien intermittent d'un service d'accompagnement.

Raymond a une grande confiance dans les services et les personnes qui se sont occupés de lui. Mais les équipes de travailleurs sociaux engagés dans son accompagnement psychosocial se préoccupent des conséquences d'une trop grande dépendance à leur égard. Ainsi se pose la question de l'aide aux choix personnels et de leur appropriation.

Michèle

Née en 1955, Michèle est la dernière d'une fratrie de 8 enfants (dont deux décédés juste après la guerre). Souffrant d'une trisomie 21, elle subit différents placements et hospitalisations avant d'intégrer en 1968, à l'âge de 13 ans, un IMP/IMPro. Elle y restera jusqu'en 1972, date à laquelle l'association gestionnaire ouvre un centre d'aide par le travail où elle est alors orientée.

Sa mère, malade, décède en 1974. À la mort de son père quelques années plus tard, se pose la question de son hébergement, Michèle n'ayant pas l'autonomie suffisante pour vivre seule et ses frères et sœurs n'ayant ni le projet ni la possibilité de l'accueillir. Elle intègre alors les foyers communautaires intégrés en milieu ordinaire, situés à proximité du CAT, où un pavillon vient de s'ouvrir. Le projet de ces foyers s'attache à offrir la vie la plus adaptée et la plus proche possible de la vie ordinaire. Michèle a alors 21 ans. Elle est très immature et apragmatique pour tout ce qui relève des actes de la vie quotidienne. Le travail de l'équipe des foyers avec elle se centrera sur tous les apprentissages de la vie sociale et l'autonomie dans la vie quotidienne : prendre en charge son espace personnel, faire sa toilette, s'occuper de sa maison, faire les courses, préparer les repas, utiliser les services urbains (poste, transports en commun, etc.), mais aussi tout ce qui est de l'ordre des loisirs (faire des projets d'activités sportives, participer à des sorties au cinéma, au restaurant, etc.).

Michèle se rend seule à pied chaque jour au CAT. Elle est capable de faire quelques courses très simples. Elle a besoin d'être stimulée et aidée pour son hygiène et son espace personnel. Ces différents apprentissages seront toujours liés à son humeur et sa motivation : malgré de bonnes capacités d'adaptation et d'apprentissage, elle est d'un caractère très boudeur et têtu… Elle se lie d'amitié avec d'autres résidents et tisse des liens tant au CAT qu'au foyer. Elle peut être drôle et attentionnée dans certaines situations. Ainsi, pendant un certain nombre d'années, Michèle pourra développer un maximum d'autonomie au sein de ces foyers tout en bénéficiant de la protection et des soutiens nécessaires à sa déficience.

Les relations avec ses frères et sœurs seront plus difficiles. Bien que leur étant très attachée, Michèle refuse catégoriquement pendant des années d'aller en visite chez eux par peur de ne pas revenir au foyer. Elle ne les rencontrera qu'au foyer et lors de la fête de Noël du CAT. Cette situation est vécue douloureusement par sa famille qui souhaite garder des contacts, notamment son frère tuteur. Michèle participe par ailleurs à toutes les activités du foyer. Elle investit beaucoup dans son travail, où elle se montre particulièrement méticuleuse. Très proche de son éducatrice, elle est capable de mobilité dans les travaux de son atelier…

À partir de 40 ans, Michèle donne des signes de fatigue tant au CAT qu'au foyer. Ces signes ne sont pas toujours faciles à identifier : fatigue ? paresse ? démotivation ?… Sa santé se dégrade progressivement, les affections bronchiques et ORL se multiplient ainsi que des problèmes d'asthme. À partir de 1999, elle ne travaille plus qu'à mi-temps, le service des foyers ayant mis en place un accueil dans la journée, puis cesse toute activité professionnelle l'année suivante. Malgré un suivi médical régulier au foyer, elle est à plusieurs reprises hospitalisée d'urgence pour insuffisance respiratoire. Le pronostic vital des médecins est alors très pessimiste. Malgré une adaptation des services du foyer au vieillissement des personnes et à l'aggravation de certaines pathologies, et compte tenu de la lourdeur des soins médicaux, une orientation en milieu médicalisé est envisagée, une assistance respiratoire nocturne n'étant pas possible dans les foyers. Contre toute attente pourtant, l'état de santé de Michèle va s'améliorer de jour en jour grâce à un suivi médical de plus en plus fin (médecin généraliste prêt à intervenir très rapidement, cardiologue et pneumologue) et à un accompagnement de la vie quotidienne, assuré par l'équipe éducative du foyer, entièrement adapté à son rythme. Elle récupère une capacité respiratoire étonnante et peut même fréquenter trois fois par semaine le service d'accueil de jour où elle investit de plus en plus d'activités, notamment la musique, le théâtre, la peinture et l'atelier informatique !

Handicaps mentaux, handicaps psychiques : deux notions bien différenciées ?

On a longtemps distingué très catégoriquement le handicap mental (l'absence de raison, le manque d'intelligence…) de la folie et des troubles psychiques (la déraison, les troubles de la raison…). Pour les handicapés mentaux, on affirmait, il y a encore peu de temps, que le problème résidait dans le déficit d'intelligence, qui serait fixé une fois pour toutes. Pour les personnes atteintes de troubles psychiques, c'était la notion de maladie (supposant la mobilité et la réversibilité des dysfonctionnements) qui était mise en avant. Depuis quelques années, ces définitions sont largement battues en brèche et sont en tout cas beaucoup moins tranchées.

On admet moins difficilement qu'autrefois qu'un handicapé mental soit affecté de troubles psychiques (dépression, agressivité, conduites suicidaires ou addictives…) et que son efficience et son devenir soient largement influencés (positivement ou négativement) par l'environnement familial, la qualité de l'éducation, des soins et de l'accompagnement social ainsi que par les facteurs individuels (la personnalité). Par ailleurs, la notion de handicap psychique remet en question celle de guérison : on peut être handicapé psychique toute sa vie ; également, une certaine détérioration intellectuelle ou des comportements apragmatiques accompagnent fréquemment les troubles durables du psychisme.

Sans nier la légitimité clinique de ces deux notions de handicap mental et de handicap psychique, on constate que certaines caractéristiques peuvent être communes, comme les difficultés importantes de compréhension et d'adaptation ou les troubles graves de la personnalité et du comportement. La différence est qu'elles n'apparaissent pas dans les mêmes proportions dans l'un et l'autre cas. Pourtant, on peut parler de double diagnostic dans les deux cas : un handicap mental prévalent avec troubles de la personnalité et un handicap psychique avec une évolution déficitaire.

L'évolution diagnostique récente prend donc ses distances avec les approches classificatoires traditionnelles, qui étaient à vrai dire réductrices et figées. Ajoutons que l'assouplissement des catégories nosographiques présente un double intérêt :

- celui d'appréhender un sujet dans sa singularité propre et non au travers d'une classification de type médical ou administratif ;
- celui de devoir élaborer des solutions, institutionnelles ou non, beaucoup plus variées.

Notons cependant qu'une nouvelle notion comme celle du « droit à la compensation du handicap » nous semble contredire, par sa connotation mécanique, les évolutions notionnelles récentes qui font davantage place aux dynamiques personnelles qu'aux classements par pathologies cloisonnées et figées. La loi de modernisation sociale du 17 janvier 2002 confirme ce droit : « La personne handicapée a droit à la compensation des conséquences de son handicap, quels que soient l'origine et la nature de sa déficience, son âge ou son mode de vie. » Paul Boulinier, longtemps président de l'association des paralysés de France (APF), en donne une définition très simplificatrice : « La compensation relève toujours du fonctionnel pour la personne car elle met en cause une fonction ou une autre : la fonction motrice, la fonction mentale, la fonction psychique, la vue, l'ouïe ; ce sont des fonctions de la personne qui se trouvent déficientes à un moment donné et qu'il faut corriger autant que faire se peut » (Boulinier, 2001). De même, le « référentiel de compensation des déficiences et incapacités » est un bon exemple de chosification des personnes et des situations. Il comprendrait une grille d'analyse des besoins de la personne et une grille de préconisation des services qui lui sont nécessaires (aides techniques, aides humaines, adaptation des lieux de vie).

Pourtant, contrairement à la logique de ces approches élaborées à partir du champ du handicap physique, la compensation ne peut pas se réduire à une modification quasi matérielle d'une infirmité ou d'une dépendance, évaluée au moyen de grilles d'autonomie fonctionnelle, et « réparée » grâce aux prothèses ad hoc ou à l'aménagement de l'environnement. Cette approche est encore plus contestable, selon nous, lorsqu'il s'agit de handicaps mentaux et psychiques, à moins de croire, bien sûr, à la toute-puissance des rééducations comportementalistes. Il est très certainement inadéquat d'utiliser cette terminologie de compensation des handicaps pour ce qui intéresse les handicaps mentaux et psychiques, dont les constituants sont complexes, pluriels, mobiles et peu isolables les uns des autres. Elle amalgame allègrement la nature et la configuration des interventions possibles dans le cas d'une déficience physique avec celles requises par un déficit cognitif (rarement solitaire) ou une perturbation profonde de la personnalité.

Le développement accordé à ces différents éclairages s'explique à la fois par les modifications des notions et des approches et par la présence croissante, dans les institutions et services médico-sociaux, de sujets ayant eu des trajectoires de vie, au sein ou hors des institutions, beaucoup plus diverses qu'auparavant. Nous retiendrons, pour soutenir notre propos, que les institutions sociales et médico-sociales demeurent l'une des principales alternatives à l'hospitalisation psychiatrique (entre 20 et 30 % en moyenne de la population accueillie ou suivie). Elles constituent également le milieu d'accueil privilégié des patients bénéficiant d'une prise en charge dans les institutions légères des secteurs psychiatriques.

2

LA CONQUÊTE DES DROITS. CRITIQUES ET PROPOSITIONS

La charte sociale européenne révisée (Conseil de l'Europe, 1996) affirme que « toute personne handicapée a droit à l'autonomie, à l'intégration sociale et à la participation à la vie de la communauté »... Pour cela, il faudra fournir aux personnes handicapées « une orientation et une formation professionnelle dans le cadre du droit commun ou, si tel n'est pas le cas, par le biais d'institutions spécialisées publiques ou privées »; en fonction du niveau du handicap, des mesures incitatives devront être prises pour encourager les entreprises à recruter des travailleurs handicapés ou pour créer des emplois protégés; enfin, ajoute le texte, la participation à la vie sociale et culturelle sera favorisée. La charte des droits fondamentaux de l'Union européenne affirme de plus que toute discrimination fondée notamment sur le handicap est interdite.

La conquête des droits est réellement en marche pour tous les groupes de personnes handicapées depuis un siècle, laissant progressivement de côté les espaces clos, la relégation et l'abandon social pour construire un ensemble de droits, sans doute différents, mais assez proches du droit commun. L'accès à l'éducation, à la scolarisation, à l'emploi, à la vie sociale, à la formation, à un minimum de ressources est prévu par une réglementation assez étoffée. Celle-ci a été élaborée par paliers, au fur et à mesure du changement des attitudes et des représentations collectives, de l'expression des personnes handicapées sur leurs besoins (les amenant à s'organiser et à tenir fermement des positions), de l'évolution de l'organisation sociale et économique ainsi que de la mise sur pied d'un système de protection sociale.

Le dispositif existant aujourd'hui traite indistinctement de toutes les personnes handicapées, quels que soient la nature, le niveau de gravité et l'expression des handicaps. Mais nous insisterons ici sur ce qui a trait plus spécifiquement à ceux que l'on dénomme handicapés mentaux et psychiques.

1. L'accès à l'éducation et à la scolarisation

Celui-ci trouve son origine dans la conjonction de plusieurs facteurs :

- l'amorce d'un courant médico-pédagogique dans les hôpitaux d'enfants arriérés qui s'inscrivait en partie dans le courant général en faveur de l'éducation de tous, nécessaire aux nouveaux critères de la société industrielle ;
- les efforts de grands aliénistes et pédagogues (Seguin, Montessori…) pour humaniser le sort des arriérés.

Plusieurs dates vont marquer le droit à l'éducation. Tout d'abord, dans la logique de l'obligation scolaire instaurée en 1882, sont créées au sein de l'éducation nationale, par la loi de 1909, les classes de perfectionnement pour les arriérés les plus légers. Le test psychométrique de Binet et Simon distinguera les « arriérés pédagogiques » relevant de ces classes des « arriérés médicaux », maintenus en famille ou en hospice.

Après la Seconde Guerre mondiale, le climat de solidarité qui prévaut et la construction du système de protection sociale auront des effets positifs sur le niveau d'implication de la collectivité pour offrir des solutions aux « arriérés médicaux » que l'on dénommera plus tard, avec l'évolution des classifications, déficients intellectuels (ou mentaux) puis handicapés mentaux, moyens et profonds. À la fin des années cinquante, un certain nombre de familles se regroupent pour s'entraider et rechercher des lieux d'accueil pour leurs enfants. Au départ, il s'agit de l'organisation d'aides mutuelles de proximité (des échanges de gardes d'enfants par exemple), de conseils éducatifs et de soutiens psychologiques. Ils ont eu pour effet le partage des angoisses et des souffrances et l'atténuation de la grande solitude ressentie par les jeunes parents.

De petites associations voient le jour, en premier lieu à Lyon et à Paris puis un peu partout dans le pays. Les différents regroupements, qui s'effectuent assez rapidement sous l'impulsion d'animateurs très actifs, aboutiront à une première grande fédération en 1958, « les

Papillons blancs », qui deviendra en 1960 l'Union nationale des associations de parents d'enfants inadaptés (UNAPEI). Celle-ci restera la principale force associative représentant les familles de handicapés mentaux à côté de l'Association des paralysés de France (APF) qui représente les handicapés moteurs. D'autres associations locales, régionales ou nationales, comme l'Association pour adultes et jeunes handicapés (APAJH), se développeront plus tard et joueront également un rôle dans le *lobbying* exercé sur les pouvoirs publics. Ceux-ci vont réagir positivement aux revendications des associations familiales en créant, à côté des classes spécialisées de l'éducation nationale, des instituts médico-pédagogiques pour les enfants de 3 à 14 ans et, pour les adolescents jusqu'à l'âge de 20 ans, les instituts médico-professionnels. Cette seconde filière d'éducation spéciale au sein du secteur médico-social est officialisée par un décret en 1956, assorti d'annexes spécifiques à chaque catégorie de handicaps (les « annexes XXIV »).

En 1975, la loi d'orientation en faveur des personnes handicapées affirme le rôle de l'État pour garantir le droit à l'éducation des enfants et adolescents handicapés. Elle affirme, d'une part, la priorité à l'éducation ordinaire (l'accès ou le maintien dans un cadre normal) et, d'autre part, la dualité du système d'éducation (éducation ordinaire/éducation spéciale). Enfin, elle confirme l'existence de deux filières spécifiques, l'une au sein du système général d'éducation, l'autre inscrite dans le système médico-social.

> « Les enfants et adolescents handicapés sont soumis à l'obligation éducative. Ils satisfont à cette éducation en recevant soit une éducation ordinaire, soit à défaut, une éducation spéciale, déterminée en fonction des besoins particuliers de chacun d'eux. »
>
> « L'éducation spéciale associe des actions pédagogiques, sociales, médicales et paramédicales : elle est assurée dans des établissements ou par des services spécialisés. »
>
> (Article 4 de la loi n° 75.534 du 30 juin 1975 en faveur des personnes handicapées).

Deux circulaires, en 1982 et en 1983, donneront un contenu substantiel à ces orientations. La circulaire du 28 janvier 1982 traite de la mise en œuvre de la politique d'intégration scolaire par l'orientation la plus précoce possible de l'enfant vers le milieu normal, par le décloisonnement des réponses institutionnelles et par le recours sans exclusive aux moyens de l'ensemble des institutions scolaires et spécialisées pour répondre à la diversité des cas et des situations. Elle met l'accent sur la nécessaire pluralité des formes d'intégration afin « d'offrir des solutions adaptées non seulement à chaque type de handicap mais aussi à la personnalité des enfants, aux différentes étapes de leur évolution, à leurs désirs et à ceux de leurs familles et préparées avec le milieu d'accueil. »

La seconde circulaire sur l'intégration scolaire, « relative à la mise en place d'actions de soutien et de soins spécialisés en vue de l'intégration dans les établissements scolaires ordinaires des enfants et adolescents handicapés ou en difficulté en raison d'une maladie, de troubles de la personnalité ou de troubles graves du comportement », est datée du 29 janvier 1983. Elle précise les différents types d'intégration possibles : l'intégration individuelle, l'intégration collective, l'intégration partielle mais aussi la coopération des différents acteurs (familles, enseignants, personnels spécialisés, établissements et services spécialisés concernés) pour élaborer un projet éducatif individualisé de l'enfant et de l'adolescent. Elle mentionne également les modes souhaités de collaboration, en fonction des besoins individuels et des objectifs pédagogiques et thérapeutiques, entre les établissements scolaires, les établissements médico-éducatifs et les intersecteurs de psychiatrie infanto-juvénile, au moyen de conventions.

Quelques années plus tard (le 31 août 1989), la loi d'orientation sur l'éducation confirmera à nouveau la priorité à l'intégration scolaire avec la participation des établissements et services de soins et de santé. Le décret du 27 octobre 1989, comportant de nouvelles annexes, remplace celui de 1956. Il participe à l'actualisation de la politique d'éducation en donnant aux services et établissements médico-éducatifs (EMP, IMPro, SESAP…) des missions plus conformes aux évolutions des demandes familiales, du travail en partenariat, des conceptions du handicap mental et des objectifs pédagogiques et sociaux. La circulaire du 30 octobre 1989 sur la « modification des conditions de la prise en charge des enfants ou adolescents déficients intellectuels ou inadaptés par les établissements et services d'éducation spéciale » recommande ainsi :

- de bien évaluer les besoins des enfants afin d'éviter une orientation insuffisamment fondée dans une institution spécialisée ;
- d'informer, d'associer et de soutenir le milieu familial ;
- de développer l'éducation précoce ;
- d'adapter les apprentissages scolaires aux rythmes des enfants ;
- de dispenser aux adolescents une éducation professionnelle visant la maîtrise des machines et des techniques, et une formation polyvalente précédant l'apprentissage professionnel ;
- d'assurer les soins paramédicaux et psychologiques appropriés ;
- de favoriser l'intégration scolaire.

Plus précisément, l'intégration individuelle, partielle ou totale dans une classe ordinaire, au sein de l'éducation nationale, est en premier lieu recherchée, avec le souci d'aménager l'environnement matériel et les conditions humaines d'accueil et d'accompagnement. Lorsque les capacités de l'enfant ne le permettent pas, l'admission en classes ou en groupes spécifiques est envisagée. Ainsi les « classes d'intégration scolaire » (CLIS) accueillent dans une école primaire ordinaire de petits groupes d'enfants (12) présentant le même type de handicap, et leur proposent une forme ajustée d'intégration : enseignement adapté dans la CLIS, partage d'activités avec les autres écoliers, participation aux actions pédagogiques de l'école... De plus, en fonction des possibilités propres à chacun, l'enfant peut bénéficier, une partie de son temps, d'une intégration individuelle dans une classe de l'école. Par ailleurs, depuis quelques années, ont été mises en place dans les collèges des « unités pédagogiques d'intégration » (UPI) qui accueillent des groupes de dix adolescents handicapés mentaux de 11 à 16 ans. Leur projet et leur fonctionnement sont très proches de ceux des CLIS dans le primaire.

Le ministère de l'éducation nationale étudie actuellement plusieurs mesures susceptibles d'améliorer la scolarisation des enfants et des adolescents handicapés : donner une véritable information aux familles et aux enseignants, notamment par la diffusion du guide *Handiscol'*; mieux connaître les besoins par le rapprochement des outils statistiques ; améliorer le fonctionnement des commissions d'orientation ; développer les dispositifs collectifs d'intégration et les dispositifs médico-sociaux d'accompagnement ; approfondir la formation et la qualification professionnelle des enseignants.

On reconnaît donc, au travers des textes juridiques et administratifs régissant les deux grandes filières d'accueil (le secteur médico-social et l'éducation nationale), un droit à une éducation et à une scolarisation adaptées, caractérisées, dans les intentions tout du moins, par la diversité, l'adaptation, la complémentarité, la fluidité et le décloisonnement des solutions possibles.

➠ *Commentaires*

L'idée que l'éducation des personnes handicapées fasse partie intégrante du système d'enseignement est défendue par de nombreuses instances internationales. Selon la déclaration de la conférence mondiale de l'UNESCO en 1994 à Salamanque (Espagne), « les écoles ordinaires ayant cette orientation intégratrice [...] assurent efficacement l'éducation de la majorité des enfants et accroissent le rendement et, en fin de compte, la rentabilité du système éducatif tout entier. »

On peut constater en réalité que, malgré les différences de terminologie (éducation différenciée, éducation spéciale, structures différenciées, spécialisées...) et de statut administratif des réponses éducatives et scolaires, celles-ci se présentent de manière analogue dans la plupart des pays européens, à savoir une dualité éducation spéciale – éducation ordinaire (avec des gradations dans la mixité des formules) qui est concrétisée par une dualité des structures (avec des subdivisions internes). Prenons par exemple les dispositions mises en place en Angleterre et dans le Pays de Galles. Elles sont au nombre de six :

- classe ordinaire ;
- classe ordinaire avec des aménagements spéciaux au sein d'une école ordinaire ;
- classe ordinaire au sein d'un milieu spécifique ;
- milieu spécial dans une école ordinaire (unité ou classe spéciale) ;
- milieu spécial en dehors de l'école ordinaire (unité spéciale de jour ou école spécialisée) ;
- internat spécial.

On retrouve un schéma proche en Autriche avec des intégrations totales ou partielles, individuelles ou collectives et la présence de « centres d'éducation spéciale », au Danemark ou encore en Espagne.

Il ne nous semble pas, à la lumière des évaluations qui ont été effectuées dans de nombreux pays européens (voir notamment l'étude de Meijer pour l'European Agency for development in special needs education, 1998), qu'il faille chercher un paradis éducatif et scolaire pour les enfants handicapés. Les différences se manifesteraient plutôt par l'existence de prestations paramédicales et thérapeutiques complémentaires dans les établissements médico-éducatifs en France, qui n'existent pas dans d'autres pays.

En France, l'intégration scolaire est considérée par plusieurs fédérations d'associations comme insatisfaisante. Ainsi, un groupe informel d'associations, le Groupe laïcité et intégration, exprime sa déception quant aux résultats de la politique d'intégration scolaire et revendique un plan pluriannuel de création de services de soutien à l'intégration de même importance que le plan de création de places pour les établissements. Ce groupe souligne l'insuffisance des personnels spécialisés de l'éducation nationale ainsi que la trop lente évolution des actuels établissements spécialisés médico-éducatifs et le non-respect des textes qui préconisent le développement des services d'accompagnement et de soutien à l'intégration (communiqué de presse du 19 novembre 1999).

D'autres fédérations importantes, l'UNAPEI, l'APF attirent également l'attention des pouvoirs publics sur la carence de solutions dans ce domaine. Francis Hammel (avis au nom de la commission des affaires culturelles, familiales et sociales de l'Assemblée nationale sur le projet de loi de finances 2000), souligne que « la capacité actuelle du système éducatif, à tous les niveaux d'enseignement, à accueillir les jeunes handicapés reste bien en deçà des attentes. On peut estimer que seul un enfant ou adolescent handicapé sur trois est actuellement scolarisé en établissement scolaire, une majorité d'entre eux l'étant dans les secteurs médico-éducatif et hospitalier. C'est particulièrement vrai pour les jeunes handicapés mentaux. »

Des observations très critiques sont relevées aussi dans un rapport conjoint de l'inspection générale des affaires sociales (IGAS) et de l'inspection générale de l'éducation nationale (IGEN), remis en mars 1999 : l'intégration scolaire n'apparaîtrait pas comme un droit mais comme une tolérance ; les cloisonnements persisteraient entre les services de l'éducation nationale et des affaires sociales ; il n'y aurait pas eu de redéploiements suffisants des instituts médico-éducatifs vers la création de SESSAD, nécessaires à l'accompagnement vers le milieu scolaire ; l'examen des besoins éducatifs individuels et de l'orientation des enfants devrait être approfondi et amélioré.

À la lecture des différentes prises de position, les observateurs (mis à part les responsables et les professionnels des institutions médico-éducatives) s'accordent à considérer que, malgré quelques progrès, les droits affirmés dans les textes fondateurs ne sont pas réels. Le constat nous semble globalement justifié mais l'insatisfaction liée à l'analyse de la situation mérite d'être nuancée. D'abord sur le fond. Au nom de droits universels, on a opéré un amalgame (même si l'on trouve ici et là quelques précautions de forme) des besoins de tous les jeunes handicapés quelles que soient la nature, l'expression, la gravité du handicap. On ne voit pas pourquoi et comment rapprocher les problématiques respectives d'un paraplégique, d'un infirme moteur cérébral, d'un psychotique, d'un déficient mental ou visuel. Ensuite, au nom d'un dogmatisme persistant, on considère que l'éducation nationale, dont on minore (ou veut ignorer) les difficultés à scolariser les jeunes dits normaux, a la capacité d'intégrer des jeunes handicapés : ce serait seulement une question de volonté de la part des enseignants. D'ailleurs, notent les rédacteurs du rapport conjoint IGAS-IGEN, la tâche ne serait pas si grande : « L'importance numérique (des enfants et adolescents handicapés) en regard des effectifs scolarisés permet d'envisager un développement de l'intégration scolaire sans réel bouleversement des conditions de travail des équipes éducatives des établissements scolaires. » Il suffirait de redéployer des moyens des instituts médico-éducatifs pour en faire des services d'accompagnement dans les écoles. Voilà une proposition qui laisse perplexe : comment appeler à la rescousse de l'éducation nationale un secteur relativement faible et déjà très sollicité ?

Selon nous, des moyens seraient déjà à mobiliser au sein de l'éducation nationale pour une utilisation normale des CLIS, qui sont actuellement détournées de leurs missions par la prise en charge des enfants en très grande difficulté (voir le rapport de F. Hammel déjà cité). Il nous semble que, même si l'intégration est un objectif fondamental, celui-ci doit être réaliste et pragmatique. Les écoles spéciales et les institutions spécialisées ne peuvent être exclusivement des centres-ressources (même si cette fonction devrait être développée), notamment pour ce qui concerne la grande majorité des handicapés mentaux et psychiques.

Une pratique pauvre, purement physique (au sens d'un simple déplacement matériel) de l'intégration contredit totalement l'objectif déclaré : un « placement » en école ordinaire peut générer de la marginalisation, de l'exclusion et des sentiments de solitude, surtout si l'intégration est envisagée comme une fin en soi et non comme un processus. On se trouverait alors dans le cas où les besoins de l'enfant auraient à se mouler dans un système, au lieu d'être reconnus dans leur spécificité et leur singularité. Le Forum européen des personnes handicapées (2000) pose ainsi la question de savoir si le *meanstreaming* doit continuer à être mis au centre des débats. L'accent a été mis par le passé sur le lieu et non sur le processus. On en a fait un slogan : chaque enfant a le droit de fréquenter une école traditionnelle. Mais les modalités d'apprentissage doivent-elles nécessairement être identiques pour tous ? « Peut-être le *meanstreaming* devrait-il davantage se polariser sur la garantie d'une équité en matière d'accès à l'apprentissage ? »

Les solutions consisteraient plutôt en effet à mettre l'accent sur :

• la diffusion des expériences réussies en matière de formation, de qualité de vie, de développement personnel et d'intégration sociale menées par l'éducation nationale et le secteur médico-social ;

• la réévaluation régulière des orientations des enfants vers telle ou telle solution ;

• le développement de projets faisant place au décloisonnement des espaces de formation et d'expérience de vie, aboutissant à des rééquilibrages ou des créations de services et d'institutions issus d'actions collectives horizontales (professionnels et familles) et non d'injonctions quantifiées, venues d'en haut, moralisatrices et peu opératoires ;

- la garantie du droit à une éducation et à une scolarité adaptées, quels que soient les lieux où elles sont dispensées (la création de postes d'enseignants dans les instituts médico-éducatifs est nécessaire) et celle de disposer d'une place à l'école ou en institution à l'âge auquel tous les enfants en ont une (ce qui n'est pas le cas actuellement) ;
- le travail réel, encore trop balbutiant, en partenariat et en réseau entre les équipes de l'éducation nationale, du secteur médico-social et des secteurs de psychiatrie infantile ;
- l'augmentation des budgets sociaux pour mener à bien ces orientations plutôt que de compter sur une politique d'intégration au rabais financée par des crédits déjà affectés et utiles (ceux des instituts médico-éducatifs par exemple) ;
- le développement d'espaces proches d'information, d'écoute et de conseil pour les parents dans les périodes préscolaires et scolaires.

Récemment, un collectif regroupant une quinzaine d'associations a adopté une position qui ne confond plus l'intégration scolaire (voir les *Actualités sociales hebdomadaires* du 15 mars 2002) et la scolarisation. Partant du constat que plusieurs dizaines de milliers d'enfants ne bénéficient pas d'apprentissages scolaires, ce collectif insiste sur la recherche au niveau local de solutions pour chaque enfant et à chaque étape de sa vie, axées sur la scolarisation soit en milieu ordinaire, soit en établissements d'éducation spéciale, établissements dans lesquels manque un grand nombre d'enseignants.

Cette prise de position, bien que non exempte d'ambiguïtés de la part de certains signataires, a le mérite de défendre un droit réel à une scolarisation adaptée, quel que soit le lieu où elle est dispensée plutôt que d'opposer de manière dogmatique et polémique des réponses qui, si l'on veut prendre en compte des besoins très divers, sont complémentaires, non exclusives et doivent être éventuellement alternées.

2. L'accès à l'emploi

Le droit à l'emploi est initialement un droit à la réparation des préjudices subis par de nombreux jeunes soldats durant la Guerre 1914-1918. La loi du 30 juin 1923 donne une priorité d'emploi dans le secteur public (« les emplois réservés ») aux infirmes de guerre ; cette mesure est étendue aux entreprises privées employant plus de 10 salariés par la loi du 26 avril 1924.

Plusieurs textes sur l'emploi vont se succéder, créant par exemple les CAT en 1954. Mais la véritable armature de l'emploi des handicapés sera construite par trois textes fondamentaux : les lois du 23 novembre 1957, du 30 juin 1975 et du 10 juillet 1987.

La loi du 23 novembre 1957 ne s'adresse plus seulement aux mutilés de guerre mais à l'ensemble des travailleurs handicapés, quelles que soient l'origine et la nature de leur handicap. Est qualifiée de travailleur handicapé « toute personne dont les possibilités d'obtenir ou de conserver un emploi sont effectivement réduites par la suite d'une insuffisance ou d'une diminution de ses capacités physiques et mentales ». Cette loi tente de donner une cohésion d'ensemble aux mesures très éparses qui existaient déjà, en traitant de l'ensemble du processus de reclassement, des soins, de la réadaptation, de la rééducation et du placement. Ce texte véritablement très complexe a pour objectif de donner « un droit au travail à tous les handicapés en état d'exercer une profession », que ce soit en milieu ordinaire ou au sein de deux structures de travail protégé, les CAT et les ateliers protégés (ces derniers sont juridiquement créés par la loi de 1957). Elle impose une obligation d'emploi assortie d'un quota de travailleurs handicapés : 10 % de l'effectif des entreprises privées, des entreprises publiques et nationalisées (avec des régimes particuliers par ailleurs pour l'État et les collectivités locales, les communes de moins de 5 000 habitants et les régions). Des amendes sont imposées aux établissements qui ne respectent pas le quota de handicapés dans leur personnel.

La loi du 30 juin 1975 dispose que l'emploi et le reclassement des handicapés font partie intrinsèque de la politique globale de l'emploi. Elle complète les différentes modalités d'exercice d'une activité professionnelle : milieu ordinaire, milieu protégé, ainsi que des mises à disposition d'un ou de plusieurs travailleurs handicapés de CAT ou d'atelier protégé en entreprise.

La loi du 10 juillet 1987 dépoussière et simplifie la loi de 1957 qui était, de l'avis majoritaire, illisible et inapplicable. Elle s'inspire totalement des modèles allemand et autrichien. Elle stipule notamment que l'application de l'obligation d'emploi s'impose aux entreprises du secteur privé et du secteur public de 20 salariés et plus ; le quota de travailleurs handicapés est ramené de 10 à 6 %, mais un travailleur handicapé présentant un handicap grave peut compter pour deux unités ou deux unités et demie. L'exonération partielle (au maximum

50 %) de l'obligation d'emploi est accordée aux entreprises qui passent des contrats de sous-traitance avec les ateliers protégés et les CAT. Le non-respect par l'entreprise du quota de travailleurs handicapés entraîne le versement d'une contribution volontaire, variable selon la taille de l'entreprise, éventuellement majorée d'une amende de 20 % en cas de non-paiement. Cette participation financière des entreprises qui ne respectent pas la loi de 1987 est versée à l'Association de gestion du fonds pour l'insertion professionnelle des personnes handicapées (AGEFIPH), dont le conseil d'administration est pluri-partenarial (syndicats, employés, associations). L'AGEFIPH encourage, au moyen d'incitations financières, un ensemble d'actions finalisées essentiellement sur l'intégration professionnelle en milieu ordinaire.

Il existe donc un dispositif riche et très complet ouvrant juridiquement à la grande majorité des handicapés en âge de travailler, quel que soit le niveau de leurs capacités, des possibilités d'exercer un emploi (Zribi, 1998). En effet, à côté d'une intégration professionnelle normale, les CAT et les ateliers protégés organisent de manière adaptée l'activité professionnelle de ceux qui sont durablement ou momentanément incapables de tenir un emploi ordinaire.

Les deux entités ont en commun de situer leur rôle à l'articulation du social et de l'économique. Les CAT sont des institutions sociales destinées à des handicapés moins productifs, bénéficiant de soutiens psychosociaux. Comme les ateliers protégés, les CAT perçoivent de l'État un financement partiel des rémunérations des travailleurs handicapés (les compléments de rémunération) et leur fonctionnement est largement assuré par un budget (le budget principal de l'activité sociale) versé par l'aide sociale de l'État, ce qui n'est pas le cas des ateliers protégés. Les CAT sont donc plus dépendants que les ateliers protégés de l'aide de la collectivité publique. Corrélativement, les ateliers protégés ont une activité économique plus soutenue et des activités professionnelles plus élaborées et rémunératrices, nécessitant de la part de leurs employés handicapés de meilleures compétences et un niveau plus élevé d'employabilité.

Dans presque tous les pays européens, mis à part les établissements pour les handicaps générant une grande dépendance, on retrouve trois grands types de réponses destinés aux adultes en matière d'activité : l'emploi normal, l'emploi protégé et l'activité occupationnelle.

En ce qui concerne l'emploi normal, la plupart des pays ont des lois de discrimination positive (un quota de travailleurs handicapés dans les entreprises en Italie, en Espagne, en France, en Allemagne…)

ou des mesures d'incitation à l'emploi (comme au Danemark ou en Belgique par exemple). Mais le constat est toujours le même: le niveau de chômage des travailleurs handicapés est considérablement plus élevé (2 à 5 fois selon la manière de comptabiliser) que celui des employés valides.

Pour le travail protégé, il y a des distinctions à opérer entre pays européens. Certains pays (exemples: la Suède, l'Angleterre, la Belgique) n'ont qu'une seule formule d'emploi, l'atelier protégé (ou l'entreprise de travail adapté), autofinancée à 50 ou 60 % par le travail de leurs employés: autrement dit, l'emploi protégé est réservé à des employés performants. D'autres pays, comme la France, ont deux formules d'emploi protégé, les CAT et les ateliers protégés, permettant un droit à l'emploi plus largement ouvert, notamment à des employés en âge et en capacité de travailler, mais moins performants que ceux qui exercent leur emploi en atelier protégé. La question politique et humaine qui devra être posée au niveau de l'Union européenne est celle de savoir à partir de quel niveau d'efficacité personnelle ou, pour utiliser un terme récent, d'employabilité, une personne handicapée a accès à un emploi protégé lorsqu'elle ne peut, bien sûr, s'insérer en milieu ordinaire de travail.

Pour les activités occupationnelles, elles sont proposées quasiment partout et visent essentiellement la sociabilisation.

L'analyse et la communication au niveau européen sont compliquées par deux réalités. Il y a tout d'abord les « faux amis » tapis dans les appellations. Ainsi au Portugal et en Espagne existent les centres spéciaux d'emploi et les centres occupationnels; les premiers correspondent aux ateliers protégés anglais, belges ou français; les seconds sont analogues aux CAT français (et non aux foyers occupationnels de jour) ou encore aux ateliers pour handicapés allemands ou autrichiens. En Italie, les ateliers protégés correspondent aux centres occupationnels. Il y a également la diversité des modèles de fonctionnement. On trouvera ainsi des organisations véritablement économiques, des formules à prédominance éducative, sociale ou thérapeutique et des formules mixtes.

La question centrale qui devra être débattue au niveau des politiques sociales est la suivante: au nom de l'intégration totale en milieu ordinaire – qui ne concerne pas, on l'observe en permanence, tous les travailleurs handicapés –, doit-on renoncer à l'emploi protégé, considéré comme ségrégatif pour les uns mais qui représente pour d'autres une mesure d'égalisation des droits et des chances?

Commentaires

De nombreuses critiques sont formulées depuis une vingtaine d'années sur l'accès à l'emploi ordinaire des travailleurs handicapés en situation de chômage ou après leur formation ou une convalescence. Les conditions d'exercice professionnel au sein du milieu de travail protégé et la quasi-inexistence de passerelle entre l'emploi en établissement de travail protégé et le milieu normal sont également mises en avant.

Si l'on prend simplement en considération quelques indicateurs, il faut admettre que les personnes handicapées n'ont pas les mêmes opportunités d'emploi que les autres. Par ailleurs, les dispositifs spécifiques, comme la loi d'obligation d'emploi, n'atteignent pas leurs objectifs. Enfin, le niveau de chômage des personnes handicapées est largement supérieur à celui des personnes valides.

Mais en réalité, la situation des personnes handicapées face à l'emploi est difficile à appréhender. Le premier frein porte sur l'inexistence d'une approche statistique fiable de la population des personnes handicapées. Le pourcentage de la population globale habituellement admis en France et en Europe est de 10 %, mais il n'est pas sûr que ce chiffre n'englobe pas des situations non assimilables à un handicap individuel. Il est aujourd'hui admis, en effet, que les COTOREP prennent en compte des exclus sociaux pour lesquels d'autres mécanismes devraient être appliqués. Selon les auteurs du rapport de la Cour des comptes (novembre 1993), la population handicapée susceptible d'exercer un emploi varierait entre 1,2 et 1,5 million de personnes:

- 100000 d'entre elles relèveraient du milieu du travail protégé;
- 300 à 400 000 seraient inaptes à l'emploi;
- 200 à 400 000 seraient aptes au travail mais sans emploi;
- 500 à 700 000 travaillent en milieu ordinaire.

On constate que:

- le nombre moyen des personnes handicapées travaillant en entreprises est stable depuis plusieurs années, soit un peu moins de 3 % (2,91 %) pour 100 salariés. Le taux légal, tenant compte de ce que la présence d'employés affectés de handicaps graves par exemple est comptabilisée pour plusieurs unités, est de 4,11 %;

- le nombre de personnes employées par les établissements de travail protégé approche le chiffre de 110000. Peu (environ 1 ou 2 %) s'insèrent en milieu ordinaire de travail;

Il n'est pas très étonnant que, dans une période où l'emploi est plus rare et le niveau d'employabilité requis de plus en plus élevé, les personnes handicapées, dans leur ensemble, aient moins de chances d'accéder à un emploi ordinaire. Ce constat doit être cependant largement nuancé en fonction de la nature et de la gravité du handicap ainsi que du niveau de formation professionnelle : un handicapé psychique dont les troubles ne sont que relativement stabilisés et qui s'est trouvé éloigné du milieu de l'emploi depuis plusieurs années aura peu de chances d'être recruté par une entreprise, contrairement à un handicapé moteur issu d'un centre de formation professionnelle.

Les moyens pour l'intégration professionnelle sont très mobilisés. Ainsi les interventions de l'AGEFIPH si l'on examine le bilan de l'année 1999, ont été fortes : 61 000 personnes ont été insérées ou maintenues au travail (+ 12 %) ; 43 000 personnes ont bénéficié d'un bilan ou d'une formation (+ 9 %) ; une aide spécifique pour compenser le handicap a été attribuée à 19 500 personnes ; d'autres mesures concernant l'apprentissage et l'alternance ainsi que les contrats de qualification et d'orientation ont été mises en place en 2000 (voir le rapport sur la mise en œuvre de la convention d'objectifs État-AGEFIPH de décembre 1999, remis au Conseil supérieur de reclassement professionnel des travailleurs handicapés le 11 janvier 2000). Par ailleurs, les services de placement comme les équipes de préparation, de suite et de reclassement professionnel (EPSR) et les organismes d'insertion et de placement (OIP) sont très actifs.

D'autres études et rapports, comme celui du Conseil économique et social (2000), soulignent que les parcours professionnels vers le milieu ordinaire sont trop souvent contrecarrés par l'existence de structures d'accueil spécialisées ou le système allocataire, ce qui aurait pour conséquences, selon les auteurs, « d'aggraver l'incapacité en privilégiant l'assistance plutôt que d'inciter à l'autonomie et à l'intégration ceux qui en étaient capables avec un accompagnement adapté ». On n'ose imaginer les préjudices causés aux personnes handicapées si cette analyse – très banalement anti-institutionnelle – était prise au sérieux. Certaines propositions du même rapport sont plus réalistes : une politique d'intégration plus dynamique, une plus grande fluidité entre le milieu protégé et le milieu ordinaire, un cumul emploi-allocations, l'encouragement de partenariats au niveau de bassins d'emplois.

Dans le magazine européen *Hélioscope*, une universitaire, Lisa Waddington (1994), défend un point de vue proche du nôtre sur « les tendances aujourd'hui, les perspectives demain » : les systèmes de quota de travailleurs handicapés dans les entreprises sont insuffisants pour diminuer le niveau de chômage des travailleurs handicapés ; par contre les mesures sur l'accessibilité ont obligé les employeurs à réaliser des aménagements ; celles qui accompagnent la lutte contre la discrimination ont incontestablement un impact sur les attitudes collectives. En ce qui concerne le travail protégé, Lisa Waddington en reconnaît l'utilité et l'intérêt afin que des travailleurs handicapés puissent exercer un emploi. Ses positions sont à rapprocher de l'analyse de nombreux spécialistes de l'emploi qui affirment que la reprise économique produit des effets sur l'emploi mais ne suffit pas à attaquer le noyau dur de l'exclusion, la mise à l'écart de certaines populations (socialement défavorisées, handicapées, etc.) n'étant pas seulement liée au chômage mais également à la mutation des formes de travail. L'idée selon laquelle il suffirait désormais de s'en remettre aux mécanismes naturels du marché pour venir à bout de l'exclusion professionnelle est en effet totalement battue en brèche (Lebaube, 2000 et 2001). Lisa Waddington conclut logiquement « qu'on se gardera de concentrer uniquement son attention sur l'aide visant à faciliter la sortie du cadre de travail protégé, ne serait-ce que parce que, dans un avenir immédiat, les personnes handicapées travaillant en milieu protégé continueront d'y travailler ».

Les établissements de travail protégé (CAT et ateliers protégés) ont pu, depuis une vingtaine d'années, grâce à de profonds changements de conception et d'organisation, proposer à près de 110 000 personnes handicapées un emploi, malgré (pendant longtemps) une activité économique ralentie. Le reproche habituel qui leur est adressé est de ne pas assurer également une fonction de placement en milieu ordinaire, ce qui est à la fois injuste et stérile : les établissements de travail protégé n'ont jamais eu (voir les textes réglementant leurs objectifs et leur fonctionnement) cette mission, qu'il aurait été d'ailleurs bien difficile de concilier avec toutes les autres. Par contre, la socialisation, le développement de savoir-faire professionnels, la prise d'initiatives, la préparation de l'intégration sociale et professionnelle ont été largement améliorés grâce au travail intra-muros et aussi extramuros (détachements individuels et collectifs, équipes en milieu ordinaire, emplois semi-protégés, etc.).

➠ *Comment faire mieux ?*

Ce n'est pas si facile. Un exemple nous est donné par le rapport de la Cour des comptes présenté en novembre 1993. Après un ensemble de critiques extrêmement vives sur la confusion des populations (handicapés « vrais », handicapés sociaux), l'insuffisance du dispositif de formation, l'imprécision des dispositions législatives, les échappatoires à l'obligation d'emploi des entreprises, l'absence d'insertion à partir du milieu protégé... les propositions avancées sont pertinentes mais d'une modestie remarquable : évaluation financière des centres de rééducation professionnelle, harmonisation des aides à l'emploi, rééquilibre du poids des ateliers protégés par rapport à celui des CAT, plus grande ouverture aux emplois publics, renforcement de la présence de l'État dans les instances de l'AGEFIPH.

Selon la Cour, il est indispensable de prêter aussi attention à la qualité de la formation, aux conditions de travail, à la rémunération proposées aux personnes handicapées. Celles-ci doivent se voir offrir une grande diversité de formations et d'emplois. En outre, pour éviter toute forme d'exploitation, il convient de ne pas négliger le statut juridique et la protection de la personne handicapée.

La Cour des comptes préconise encore la participation des établissements de travail protégé à l'intégration professionnelle ordinaire, que ce soit par le biais d'un placement individuel avec encadrement, ou par celui de contrats passés avec des groupes de personnes handicapées.

On peut enfin citer une autre formule expérimentée avec succès en Italie, en Allemagne et en France : la création d'emplois « aidés » par des associations, des coopératives ou des sociétés (Zribi, 1998).

L'emploi des handicapés réclame, en effet, la mise en jeu de plusieurs types de solutions (emplois ordinaires accompagnés, emplois semi-intégrés, emplois protégés...) et une diversité d'initiatives en matière de création d'emplois (secteur privé, public, collectivités locales, associations, etc.). Il s'agit d'élaborer un véritable continuum, auquel sont associés les principaux acteurs (entreprises, établissements de travail protégé, services de placement, personnes handicapées et travailleurs sociaux), allant du travail protégé traditionnel aux emplois légèrement aidés avec toute une modulation d'interventions financières, techniques et humaines, permettant ainsi un droit réel à l'emploi (c'est-à-dire possible et raisonnable). Nous ne sommes plus ici dans la loi du tout ou rien, génératrice d'exclusion et, au mieux, d'immobilisme, mais dans la construction de carrières professionnelles à la mesure de chacun.

C'est cette logique, non pas d'affrontement entre les institutions et les actions intégratives, mais de prise en compte des aptitudes et des motivations individuelles ainsi que des possibilités environnementales, qui motive les initiatives nouvelles à l'articulation du social et de l'économique. En ce sens, les associations, les entreprises sociales ou les coopératives participent à un nouveau secteur de l'économie, celui que Roger Sue (1999) appelle « l'économie de la personne », c'est-à-dire la « production » de l'individu, de sa formation, de ses compétences, de ses relations et de son insertion sociale. Cependant, les succès économiques obtenus par les nouveaux entrepreneurs sociaux ne devront pas leur faire oublier ce qui fonde leur spécificité et leur légitimité : l'originalité et le sens des responsabilités sociales certes, mais aussi le bien-être, le plaisir et la qualité de vie et de travail de leurs employés sont les objectifs premiers de leur action.

De plus, si l'on admet l'intérêt de la coexistence de deux marchés de l'emploi, il faudra aussi, pour éviter les cloisonnements et les exclusions, rechercher sans cesse la perméabilité et les échanges entre eux.

En résumé, il s'agit de défendre une fluidité des passages d'une formule à l'autre, une réévaluation régulière des dispositifs et, chaque fois que possible, de favoriser des projets métissés (travail-vie sociale).

Si l'on se réfère aux fondements même de la solidarité et de l'intégration sociale, les pouvoirs publics ont pour mission de garantir une fonction sociale à tout individu, ce qui signifie qu'ils doivent dégager les moyens d'une autonomie effective en termes de revenus et de statut.

L'insertion par l'économique ou l'économique à vocation sociale, auquel appartiennent les nouvelles formes d'emplois (emplois protégés, emplois aidés, emplois sociaux, etc.), sont des voies valables et sans doute efficaces pour aider les personnes handicapées à exercer un rôle actif dans la société. Mais il faudra bien prendre garde à ce que ces approches ne soient pas restrictives de droits et de libertés. Au nom du pragmatisme et de l'imagination, tout n'est pas permis, ni humainement, ni politiquement. Sans quoi le lien social, qui est la base même de ce type de projets, se trouverait automatiquement remis en question.

3. L'accès au logement et à la vie sociale

Nous ne nous attarderons pas sur les mesures qui concernent essentiellement les handicapés moteurs et sensoriels, comme l'accessibilité (par ailleurs globalement insuffisante) de la voirie, des immeubles d'habitation, des établissements recevant du public ou encore des transports publics (métro, autobus) et privés (taxis). Signalons cependant que la loi du 13 juillet 1991 sur l'accessibilité des établissements recevant du public impose un contrôle *a priori* et *a posteriori* pour les nouvelles constructions ; celui-ci est effectué par des commissions de contrôle départemental de sécurité et d'accessibilité (CCDSA).

En ce qui concerne les handicapés mentaux et psychiques pris en charge, aidés ou accompagnés par des institutions sociales et médicosociales, il existe une gamme de structures assez large pour tenir compte de niveaux de dépendance et d'autonomie très variés.

Les maisons d'accueil spécialisé (MAS) et les foyers à double tarification (FDT) reçoivent, très majoritairement en internat, des personnes adultes dont le handicap grave ou le polyhandicap restreint considérablement, et quelquefois quasi-totalement, les capacités d'autonomie dans les actes élémentaires de la vie (manger, boire, aller aux toilettes, etc.), les capacités d'expression et de compréhension et auquel sont liés fréquemment divers troubles (respiratoires, digestifs, comportementaux, etc.).

Les foyers d'hébergement et les appartements avec ou sans structure de soutien psychosocial sont largement utilisés par la population de handicapés mentaux et psychiques concernée par cette étude. La plupart d'entre eux ont une activité professionnelle et notamment, pour la majorité, en centre d'aide par le travail. Les foyers d'hébergement ont des caractéristiques assez variées selon les zones d'implantation (rurale ou urbaine) et les projets associatifs : foyers traditionnels, foyers familiaux ou communautaires, foyers « éclatés » en toutes petites unités... Les appartements sont financés (pour le loyer, les loisirs, les achats alimentaires...) par les résidents eux-mêmes ; ceux-ci font appel, pour le soutien psychosocial, éducatif, administratif et matériel, à des services d'aide liés intrinsèquement aux appartements ou qui leur sont extérieurs.

Les foyers de vie, enfin, accueillent une population intermédiaire entre celle des MAS et celle des foyers : elle n'a jamais eu le niveau – ou ne l'a plus – pour travailler en CAT et mener une vie relativement autonome, sans toutefois être en dépendance quasi totale vis-à-vis d'une tierce personne comme en MAS ou en FDT.

➠ *Commentaires*

La création de places en foyer d'hébergement se poursuit à un rythme régulier et soutenu depuis une dizaine d'années.

Les trois quarts de leurs résidents ont entre 20 et 49 ans mais, bien que minoritaire, la proportion de la population des plus de 50 ans (certains dépassent même 60 ans) n'est plus négligeable, ce qui appelle à une réflexion sur le devenir des usagers et à un positionnement à court et moyen terme des foyers d'hébergement dans le maintien ou la réorientation des personnes. Les options retenues auront forcément un impact sensible sur la (re) définition des projets individuels et institutionnels. La prise en compte de problématiques récentes (le vieillissement, la dégradation de l'état de santé, l'arrêt de l'activité professionnelle, notamment) influera immanquablement sur la conception des réponses en matière d'habitat.

Si la majorité (2/3) des places reste occupée par des employés en CAT, les foyers d'hébergement accueillent – c'est un phénomène nouveau – des résidents sans activité professionnelle. La fréquentation d'un foyer de jour, l'exercice d'une activité sociale sans cadre institutionnel spécifique, etc. indiquent que les foyers d'hébergement ont d'ores et déjà largement réaménagé leur fonctionnement pour tenir compte des besoins des usagers.

Il faut ensuite noter qu'il n'existe aucune typologie des formes d'hébergement en foyer (« éclatés » au sein d'immeubles ordinaires, bâtiments spécifiques, nombre de résidents par site…). Il n'existe pas non plus de chiffres clairs et précis sur l'habitat semi-autonome (appartements autofinancés avec infrastructure éducative) ou l'habitat totalement autonome (les résidents faisant appel plus ou moins régulièrement à un service social ou à un service d'accompagnement lorsqu'ils en ressentent le besoin).

Il nous faut enfin attirer l'attention sur l'extrême difficulté, dans de nombreuses régions (surtout urbaines), d'intégrer dans un programme de constructions (quelle qu'en soit la catégorie : privée, sociale…), un projet de structure d'hébergement. La location directe d'un logement par une personne handicapée n'ayant pas d'autres ressources que sa rémunération, assortie éventuellement d'une allocation, est également très compliquée, à la fois pour les raisons habituelles (niveau de ressources) et en raison des représentations négatives liées aux handicaps. Seules les cités d'habitat dégradé sont relativement tolérantes, mais à quel prix humain ?

La loi du 21 décembre 2001 tente de résoudre le problème en accordant une priorité dans l'attribution des logements sociaux aux personnes en situation de handicap ou aux familles ayant à leur charge une personne en situation de handicap. Il conviendra d'évaluer les effets concrets de la mise en œuvre de ce texte d'ici deux ou trois ans.

4. L'accès à des ressources financières

Le système allocataire est parfaitement opaque au regard des usagers mais aussi de nombreux professionnels et décideurs publics.

L'*Annuaire des statistiques sanitaires et sociales* du SESI (1999) a eu le mérite de présenter un tableau clair des différentes aides et de leurs caractéristiques ainsi que leurs coûts pour la collectivité et l'évolution du nombre de bénéficiaires. Nous ne pouvons que constater la grande complexité et l'inintelligibilité du système de pensions, d'aides et d'allocations rendant parfois fragile et aléatoire l'effectivité des droits. On remarque également la progression constante du coût financier des aides attribuées, et cela quelle qu'en soit la catégorie. Il nous faut enfin et surtout relever la (presque) multiplication par deux du nombre d'allocations aux adultes handicapés versées entre 1980 et 1998.

L'hypothèse d'un accroissement aussi sensible du nombre de personnes handicapées en France peut difficilement être retenue. Il nous resterait donc celle d'une attribution restrictive de l'AAH au début des années 1980 ou celle de notifications particulièrement généreuses à la fin des années 1990 (malgré la mise en place d'autres minimums sociaux comme le RMI). Précisons que l'AAH est accordée dans deux cas de figure : si un taux d'invalidité est supérieur à 80 % ou si un taux compris entre 50 et 79 % est associé à « l'impossibilité de se procurer un emploi ».

En 1998, une mission conjointe de l'inspection générale des finances et de l'inspection générale des affaires sociales sur « l'évolution préoccupante de l'AAH » puis, une année plus tard, une enquête de la direction de la recherche, des études, de l'évaluation et des statistiques (DRESS) du ministère des affaires sociales relevaient des dérives par rapport à la logique originelle de cette allocation :

- l'AAH devient un minimum social accordé, une fois sur 4 ou 5 en moyenne, à des personnes qui ne subissent pas un handicap au moins égal à 80 % d'invalidité. Le nombre d'AAH est ainsi d'autant plus élevé que le département ou la région connaît un fort taux de chômage et de nombreuses situations sociales difficiles ;
- « l'impossibilité de se procurer un emploi » prévue déjà dans la loi d'orientation en faveur des personnes handicapées du 30 juin 1975 (article 35 II) se transforme, dans une société encore fortement marquée par le chômage, en handicap individuel, reconnu administrativement et indemnisé comme tel : à titre d'exemple, les admissions à l'AAH pour un taux d'incapacité situé entre 50 % et 79 % associé à l'impossibilité de se procurer un emploi sont plus importantes chez les femmes en fin de vie active, au moment où précisément elles sont plus fragiles face au marché de l'emploi ;
- le recours à l'AAH par des publics connaissant une forte précarité sociale s'explique par des garanties de durée et de conditions de

ressources plus avantageuses que celles qui sont assurées par d'autres minimums sociaux comme le RMI.

Il est hors de question ici de mettre en cause ceux, déjà bien vulnérables, qui sont obligés pour survivre d'adopter des stratégies allocataires dont ils sont les premiers perdants en termes d'identité et de représentation sociale. Il y aurait par contre, selon nous, à rechercher un système global de compensation financière plus cohérent et moins déstabilisant ainsi qu'un accompagnement vers l'insertion encore beaucoup trop timide aujourd'hui, malgré les litanies consensuelles. Nous ne considérons pas non plus, comme cela a été pratiqué (en Grande-Bretagne) ou évoqué dans certains pays européens (dont la France), que la suppression ou la diminution des allocations et de l'aide sociale en général soit incitative à l'intégration sociale et professionnelle.

Le ciblage de notre étude nous amène à nous intéresser particulièrement à certaines des ressources perçues par des handicapés mentaux et psychiques, en fonction de leur situation de travail ou de non-travail, ou encore selon leur hébergement :

• *Les ressources d'un employé en CAT :* Il perçoit une garantie de ressources versée par le CAT, composée d'un « salaire direct », tiré des activités économiques du CAT, et d'un « complément de rémunération », compensation salariale assurée par l'État. La garantie de ressources moyenne se situe autour de 63 % du SMIC. À cette garantie de ressources s'ajoute, dans 80 % des cas environ, une AAH à taux partiel, amenant les ressources totales à hauteur de 90 % du SMIC.

• *Les ressources d'un employé en atelier protégé :* Dans la très grande majorité des cas, il ne perçoit pas l'AAH ; sa garantie de ressources se situe au niveau du SMIC.

• *Les ressources des employés recrutés en milieu ordinaire avec un abattement de salaire :* Lorsqu'un employé handicapé est recruté par une entreprise, celle-ci peut obtenir, en fonction du handicap, une compensation salariale soit de 10 ou 20 % (abattements légers) soit comprise entre 25 et 50 % (abattements lourds). Dans le premier cas, l'employé dispose d'un revenu maximum de 130 % du SMIC, dans le second cas, du SMIC.

• *En matière d'habitat :* La personne handicapée résidant en famille utilise ses ressources pour assurer l'ensemble de ses frais. En appartement personnel, avec ou sans suivi psychosocial, la personne handicapée prend en charge l'ensemble de ses frais (loyer, alimentation, loisirs...) ; l'équipe d'accompagnement ou de suivi est financée par les services du conseil général. En foyer d'hébergement, le coût total du fonctionnement (personnel, alimentation, loisirs, loyer...) est pris en charge par les services du conseil général; les résidents reversent au Trésor public une partie de leurs ressources.

➠ *Des constats inquiétants*

Le niveau de ressources est insuffisant pour accéder à une relative intégration sociale. Un certain nombre d'employés de CAT ne se sont pas vu reconnaître le droit à l'AAH, n'étant pas suffisamment handicapés selon les critères de la COTOREP. Alors qu'ils ont donc un niveau relativement bon d'autonomie, mais encore insuffisant pour prétendre à un emploi normal, un revenu d'environ 2/3 du SMIC est dissuasif, de plus en plus fréquemment, d'une intégration sociale quasiment complète. De même, lorsqu'un employé de CAT ne dispose que de 90 % du SMIC, il est parfois tenté de rester vivre au foyer où, matériellement, l'existence est moins compliquée que dans un appartement personnel.

On ne peut alors parler de choix de vie, de normalisation, d'une diversification des solutions au fur et à mesure de l'avancée en âge, de l'accès à un logement autonome... Cette situation est bien évidemment de nature à limiter l'intégration sociale que l'on est censé (institutions, professionnels, décideurs publics) rechercher et encourager.

5. L'accès à une protection juridique

Il s'agit d'une protection qui empêche ou limite l'exercice des droits de ceux que l'on considère, à juste titre ou non, incapables d'accomplir tous les actes de la vie civile: « Est protégé par la loi, soit à l'occasion d'un acte particulier, soit d'une manière continue, le majeur qu'une altération de ses facultés personnelles met dans l'impossibilité de pourvoir seul à ses intérêts. Peut pareillement être protégé le majeur qui par sa prodigalité, son intempérance ou son oisiveté, s'expose à tomber dans le besoin ou compromet l'exécution de ses obligations familiales » (loi n° 68-5 du 3 janvier 1968 portant réforme du droit des incapables majeurs).

Plusieurs régimes de protection coexistent; ils sont organisés par la loi de 1968 qui est inscrite dans le code civil. Le juge des tutelles (juge du tribunal d'instance) prononce une mesure de protection lorsque l'altération des facultés a été constatée par un médecin spécialiste. Il apprécie l'opportunité du régime de protection.

La tutelle est un régime d'incapacité complète qui nécessite le certificat d'un médecin agréé. Elle est ouverte lorsqu'un majeur a besoin d'être représenté de façon continue dans les actes de la vie civile. Il perd alors ses droits civiques et notamment son droit de vote. Le tuteur désigné par le juge gère seul le patrimoine et les revenus de la personne protégée, mais demande l'autorisation du juge pour certains actes comme les ventes d'immeubles ou de valeurs mobilières. Le tuteur rend compte annuellement de sa gestion au juge des tutelles ou au greffier en chef du tribunal d'instance.

La curatelle est un régime d'incapacité partielle. Elle est ouverte lorsque le majeur, sans être hors d'état d'agir lui-même, a besoin d'être conseillé ou contrôlé pour certains actes de la vie civile, ou lorsque « par sa prodigalité, son intempérance ou son oisiveté, [il] s'expose à tomber dans le besoin ou compromet l'exécution de ses obligations familiales ». Le majeur sous curatelle peut percevoir et utiliser seul ses revenus, conclure un bail d'habitation, établir un testament, voter. En revanche, il est assisté de son curateur pour les ventes de biens immobiliers, les donations et le mariage.

La sauvegarde de justice est une mesure temporaire réservée aux personnes atteintes d'une altération provisoire ou ordonnée par le juge dans l'attente de l'ouverture d'une tutelle ou d'une curatelle.

À ces mesures, s'ajoute la tutelle aux prestations sociales prévue par la loi du 18 octobre 1966 (*Journal officiel* du 19 octobre 1966) qui vise à « protéger » et à « éduquer » les familles et individus bénéficiaires de prestations sociales, en vue d'une utilisation conforme à leurs besoins. La tutelle aux prestations sociales n'est pas, juridiquement parlant, un régime d'incapacité. Elle est cependant prononcée par le juge quand il estime nécessaire l'accompagnement éducatif et social. Le tuteur aux prestations sociales perçoit alors directement les allocations du majeur lorsque celui-ci ne les utilise pas dans son intérêt ou lorsqu'il vit dans des conditions d'alimentation, de logement ou d'hygiène manifestement insuffisantes. Une mesure de protection civile peut être doublée par une mesure de tutelle aux prestations sociales.

Généralement, les mesures de protection sont prioritairement confiées à la famille du majeur, un proche étant désigné tuteur ou administrateur légal. En cas de vacance de la famille, le juge peut confier les mesures à l'État (qui les confie lui-même à des associations), ou à des gérants de tutelle, qui se rémunèrent sur les revenus des personnes gérées.

Les diverses mesures de protection juridique concernent en France environ 500000 personnes, chiffre sensiblement plus élevé qu'ailleurs, en Europe notamment. La question de savoir si celui-ci correspond à un souci plus élevé de protection, à l'octroi de facilités au détriment des libertés individuelles ou à de véritables abus de pouvoir sera traitée plus loin.

➠ *Commentaires*

Le système de protection juridique des « majeurs incapables » fait l'objet de critiques sévères dans le rapport conjoint des inspections générales des finances, des affaires judiciaires et des affaires sociales, rendu public en novembre 1998 :

• La population destinataire de ces mesures, à l'origine composée de personnes handicapées mentales et de personnes âgées dépendantes, s'est élargie à d'autres groupes en difficulté (personnes surendettées, anciens psychiatrisés hospitalisés, alcooliques, toxicomanes, marginaux ou en voie de marginalisation, etc.) ; le dispositif juridique est ainsi étendu à des catégories de personnes sans que le législateur l'ait prévu et autorisé, dans « un contexte d'effritement du lien social ».

S'appuyant sur l'analyse d'un échantillon de 2 000 dossiers, la mission d'inspection a dressé un profil des personnes placées sous mesures de protection. L'âge moyen des majeurs placés sous tutelle est de 53 ans, mais tous les âges de la vie sont représentés (de 19 à 99 ans). Seuls 15 % disposent de revenus supérieurs au SMIC, le revenu mensuel moyen étant de 4300 francs (665,53 €). La part des bénéficiaires de l'AAH atteint 35 %. S'il est difficile de dresser un portrait précis des pathologies, la mission note que 39,5 % des personnes sont protégées pour altération mentale et/ou physique mal caractérisée, 21 % pour surendettement ou prodigalité, 15,8 % pour troubles psychiques, 15,8 % pour débilité légère ou profonde. La mission précise que « le profil type du majeur protégé laisse entrevoir un quinquagénaire aux faibles revenus, atteint d'une altération plus ou moins grande de ses facultés mentales ».

• Le financement du système de tutelle est complexe et peu transparent ; mais surtout, il ouvre des possibilités inquiétantes de dérive par le financement des diverses prises en charge de protection ; aux différences de rémunération des personnes protectrices (les associations sont rémunérées plus fortement que les gérants de tutelle), s'ajoutent les différences de financement selon le type de tutelle (une tutelle aux prestations sociales est mieux rémunérée qu'une tutelle) ; les effets pervers sont prédictibles : il arrive ainsi que des associations demandent que la mesure de tutelle qu'elles assurent soit doublée d'une tutelle aux prestations sociales; l'intérêt financier des « protecteurs » prend ainsi le pas sur les besoins et corrélativement sur les marges de manœuvre des « protégés ».

• Par ailleurs, faute de moyens à la disposition des juges de tutelles, les contrôles des bilans comptables présentés par les tuteurs et les curateurs, sont faibles ou inexistants.

• Également, sous la pression des difficultés individuelles et familiales qui sont signalées, des mesures de protection sont accordées sans véritable analyse du juge des tutelles qui a tendance à s'appuyer exclusivement sur l'expertise psychiatrique et sans entendre la plupart du temps (deux fois sur trois), les personnes en difficulté.

• Enfin, l'absence d'obligation de réévaluation périodique des mesures de protection qui ont été retenues, génère des inadéquations par rapport à l'évolution des situations et donc des restrictions injustifiées dans l'exercice des droits.

Pour effacer cette série de dysfonctionnements, le rapport d'inspection propose plusieurs réformes de procédures et de financements des mesures de protection dont l'une, notamment, rendrait obligatoire, tous les quatre ans, le réexamen de l'opportunité de maintenir un majeur sous un régime de protection. Dans la situation actuelle, en effet, la protection, telle qu'elle est pratiquée, risque de se réduire à un avenir d'enfermement, d'assistance, d'infantilisation et de non-droit par abus de droit. De quelle logique relèverait alors l'objectif d'autonomie des usagers, axe central des politiques sociales depuis plusieurs années? Que penser du respect de leurs droits fondamentaux?

Comme le rappelait Monique Sassier lors des assises de l'Union nationale des associations familiales (UNAF) en décembre 2000 à Paris, « la protection des majeurs est un formidable défi pour notre société, soucieuse d'affirmer, de promouvoir et de restaurer la liberté, le dignité, la responsabilité pour chacun ». L'enjeu de la modernisation des tutelles annoncée par les pouvoirs publics sera de concilier le respect des droits de l'homme, la protection de la personne handicapée et la souplesse de la mesure juridique, de manière à l'adapter à chaque situation, non seulement en tenant compte de l'analyse extérieure (celle des familles, des travailleurs sociaux...) mais aussi de l'espace propre, subjectif et relationnel, des majeurs protégés.

En novembre 1999, le rapport de Jean Favard, conseiller à la Cour de cassation, avançait une série de propositions parmi lesquelles la prise en compte de l'avis du « majeur incapable », la limitation du recours aux régimes de protection juridique, la réévaluation et éventuellement la remise en cause d'une mesure de tutelle et la revalorisation du rôle de la famille et des proches du majeur dans sa prise en charge. Si plusieurs de ces points nous semblent pertinents, il reste pourtant à savoir si le recours systématique aux familles chaque fois qu'il y a défaut du système d'aide aux personnes dépendantes est défendable, tant du point de vue sociologique (le modèle est en grande perte de vitesse depuis trente ans) que psychologique : ne vaut-il pas mieux, pour favoriser l'autonomie psychique et sociale d'un employé de CAT ou d'un résident de foyer d'hébergement, que la tutelle soit assurée par une personne – ou une organisation – tierce qui ne soit ni un membre trop proche de la famille, ni une association de familles de handicapés, ni même un professionnel d'une institution ou d'un service d'accompagnement ?

Le 23 février 1999 est adoptée par le conseil des ministres du Conseil de l'Europe une « recommandation » (n° R (99) 4) importante sur les « principes concernant la protection juridique des majeurs incapables », parmi lesquels : le respect des droits de l'homme, la souplesse de la réponse juridique, la préservation maximale de la capacité, le caractère équitable et efficace de la procédure, la prééminence des intérêts et du bien-être de la personne concernée ainsi que le respect de ses souhaits ou encore la limitation de la durée des mesures.

Les tendances européennes, comme le rappellent Thierry Verheyde et Nathalie Riomet (voir Sassier, Fossier *et al.*, 2000), sont principalement les suivantes :

- respecter les dispositions prises par l'individu lui-même en prévision de sa future incapacité ;
- préserver toutes les capacités résiduelles de la personne protégée pour s'occuper des domaines dans lesquels elle est encore capable de le faire elle-même ;
- séparer l'incapacité contractuelle de l'assistance ;
- distinguer entre une assistance totale et différentes formes variées d'assistance limitée, adaptées dans les domaines et dans la durée aux besoins spécifiques de la personne ;
- impliquer la personne dans les procédures diverses la concernant.

Peut-être conviendrait-il d'affirmer en complément qu'il y a lieu de distinguer le malade de sa maladie, ou le handicapé mental de sa déficience. Ne pas le faire reviendrait à caricaturer ou à dénaturer ses besoins. Les éléments psycho-affectifs et environnementaux et la dimension subjective de l'impact des traits de personnalité sur l'aggravation ou l'allégement de la dépendance doivent être, en effet, pris en compte dans le choix d'une mesure de protection.

Le problème des tutelles illustre avec acuité le débat profondément éthique et politique, mais particulièrement complexe, entre le couple protection-assistance et les particularités et les droits individuels et sociaux. Ajoutons que l'humanisation des mesures de protection nous semble devoir comporter non seulement l'interdiction ou la restriction de la capacité légale de l'usager (du fait du déficit ou de l'altération de ses capacités mentales), mais aussi une dimension éducative : le partenariat entre praticiens de la santé et de l'action sociale d'une part et les tuteurs d'autre part s'avère ainsi indispensable. Enfin, il y aura, sans nul doute, à rechercher davantage et plus collectivement qu'aujourd'hui, un meilleur équilibre entre les principes de protection, de précaution et de responsabilité.

Les réformes en cours des tutelles sont fondées essentiellement sur le rapport Favard ainsi que sur les recommandations du Conseil de l'Europe du 23 février 1999. Elles portent notamment sur la réaffirmation des droits de la « personne majeure protégée », réaffirmation guidée par plusieurs principes : la nécessité, la subsidiarité, l'individualisation, l'écoute individuelle et l'information ; sont également recherchés la formation des délégués aux tutelles, le contrôle des comptes des majeurs ainsi qu'une unification des financements pour assurer la protection juridique des intéressés.

6. Le droit à une qualité de vie

La qualité de vie est une notion relativement nouvelle, survenue dans les pays occidentaux après que les premières grandes vagues de réponses destinées aux personnes handicapées se soient mises en place dans les pays européens.

La loi de janvier 2002 rénovant l'action sociale et médico-sociale insiste ainsi sur l'importance de fournir à l'usager « une prise en charge de qualité, ouverte et individualisée, favorisant son développement, son autonomie et son insertion, adaptée à son âge et à ses besoins, dans le respect de son libre choix, de son consentement et de la confidentialité ». Les textes préconisent, pour améliorer la qualité, une évaluation des prestations assurées par les établissements et services en les confrontant à un ensemble de « références et de recommandations de bonnes pratiques professionnelles élaborées et validées dans les conditions prévues par voie réglementaire ».

On relève donc deux ordres de critères, les uns retenant la primauté de l'individu, ses aspirations et ses besoins personnels, les autres insistant sur la nécessité (en dehors des usagers) de définir des échelles de bonnes pratiques techniques.

Certains auteurs ont tenté de définir la notion de qualité. La définition produite par Ducalet et Laforcade (2000) est très consensuelle :

> « La qualité est l'ensemble des caractéristiques d'une entité (organisation, établissement, service, dispositif) qui lui confèrent l'aptitude à répondre aux besoins exprimés et implicites de l'usager et de sa famille en vue de maintenir ou d'améliorer sa santé (au sens bio-psychosocial), son autonomie sociale et sa dignité d'être humain. »

Mais cette notion se révèle plus difficile à saisir qu'il n'y paraît au premier abord :

« Parler de la qualité en général, sans préciser que la qualité comporte une multitude de facettes, et qu'il y a différents points de vue de ce qu'est une bonne qualité, c'est nécessairement affirmer que la conception de la qualité qu'on défend soi-même est la meilleure, l'unique et la plus belle : la qualité c'est du coup désigner, qu'on le veuille ou non, toutes les autres conceptions préexistantes. Avec toutes les réactions de résistance et de rejet que cela provoque de la part de ceux dont on affirme pourtant par ailleurs qu'ils doivent prendre en charge eux-mêmes l'amélioration de la qualité des produits et des services » (Mispelbom-Beyer, 1999) – que ce soit du côté des prestataires ou des consommateurs, ajouterions-nous.

De nombreux auteurs nord-américains (Schalock, Flynn et Salem, Portelance ; voir Ionescu, 1995) ont abordé la qualité de la vie des personnes handicapées et certains même ont tenté de la mesurer au moyen d'échelles. Ces travaux reposent sur un certain nombre de composantes comme l'intérêt essentiel qu'une personne handicapée ait un contrôle sur son environnement et que soient prises en compte ses aspirations personnelles dans l'organisation de son existence.

Malgré les différences d'approches, trois séries communes de paramètres recouvrent le concept de qualité de vie : les caractéristiques environnementales (logement, travail, loisirs, revenu économique…), l'appréciation subjective, à savoir le niveau de satisfaction ou de déception des usagers à l'égard de ce qui leur est proposé, enfin, l'influence et l'implication de ces derniers dans la conception et l'organisation des solutions.

L'un des chercheurs les plus productifs sur le sujet, Schalock (1993), a proposé quatre indicateurs de la qualité de vie :
- la satisfaction : un sentiment de bien-être, de plaisir ;
- la compétence et la productivité : un travail utile et rémunéré ;

• l'appropriation et l'autonomie : effectuer soi-même des choix ;
• l'appartenance sociale et l'intégration à la communauté : l'utilisation des mêmes services que tout le monde, des contacts sociaux normalisants.

Son échelle sur la qualité de vie comporte quarante questions ayant trait aux perceptions personnelles dans plusieurs domaines : satisfaction, compétence-productivité, appropriation-autonomie, appartenance sociale-intégration. Chaque domaine comprend dix questions cotées en trois points. Si la personne ne peut s'exprimer, elle peut être remplacée par deux personnes qui la connaissent bien. Les résultats ne sont pas particulièrement surprenants : la qualité de vie est d'autant plus forte que l'on est bien intégré, compétent et autonome, capable de décider, enfin que l'on est jeune, bien perçu par les autres et par soi-même ; évidemment, le plaisir au travail et l'implication dans la famille ne font qu'améliorer le résultat. La définition de D. Goode *et al.*, (2000) n'est pas non plus très pertinente :

> « Vivre une vie heureuse veut dire qu'une personne est en mesure de prendre en main sa propre vie et qu'elle a l'occasion de se tailler un projet d'avenir en fonction de ses rêves, ses désirs, ses attentes et ses besoins. »

Certaines approches de qualité de vie relèvent ainsi de ce que Ducalet et Laforcade (déjà cités) identifient très justement comme une confusion entre norme de conformité et norme de qualité. D'autres travaux sont plus nuancés. Ainsi Kirby et Barlow (1991) ont essayé de comparer les réactions subjectives de deux groupes de handicapés légers travaillant en atelier protégé, le premier groupe vivant en institution, le second à domicile : les deux groupes sont également satisfaits de leur image et du contrôle de leur existence. La seule différence était que ceux du premier groupe appréciaient leur vie sociale, ceux du second, leur autonomie.

En fait, il nous paraît éthiquement plus prudent de nous écarter d'une notion de la qualité qui implique l'obligation d'être heureux. Il nous paraît également judicieux de mettre de côté les définitions qui assimilent la qualité de vie à l'absence de difficultés. Comme le note avec lucidité Pascal Bruckner (2000), « rien de plus vague que l'idée de bonheur, ce vieux mot prostitué, frelaté, tellement empoisonné qu'on voudrait le bannir de la langue. Comment un mot d'ordre émancipateur des Lumières, le droit au bonheur, a-t-il pu se transformer en dogme, en catéchisme collectif ? [...] Le bonheur n'est plus une chance qui nous arrive, un moment faste gagné sur la monotonie des jours, il est notre condition, notre destin. »

En revanche, le droit à une qualité de vie pourrait être valablement respecté au moyen de garanties apportées aux usagers par une institution ou un service. Nous les rassemblons ci-dessous en plusieurs groupes de critères :

• **Autour des usagers**

– une écoute personnelle ;
– un suivi de la santé physique ;
– le respect d'un environnement privé ;
– une qualité relationnelle ;
– une formation à la compréhension des situations et à la décision sur les choix de vie ;
– des conditions matérielles décentes.

• **Autour des professionnels et de l'organisation**

– une gestion des ressources humaines basée sur la compétence professionnelle, la formation continue et la cohésion d'équipe ;
– une clarification des fonctions au sein de l'équipe des professionnels, du rôle des administrateurs et des interrelations des uns et des autres ;
– une cohérence du projet de prestations et d'interventions ;
– des outils d'évaluation pour agir, réagir ou changer.

• **Autour de la confrontation des points de vue**

– l'existence de lieux ou d'instances favorisant l'expression collective, l'auto-organisation ou la cogestion usagers-professionnels et abordant les critiques, les motifs de satisfaction ou d'insatisfaction, les suggestions, les désirs et les projets…

• **Autour des partenariats**

– l'inscription dans un réseau social, sanitaire, culturel répondant à l'indispensable contextualisation pour éviter l'enclavement et la marginalisation.

Ce type d'approche, qui prend en compte la commande sociale, les droits des usagers et la technicité des professionnels, a l'intérêt de proposer une lisibilité par tous les acteurs des actions et de leurs impacts sur les conditions de vie et d'accompagnement. Elle défend davantage les critères d'un mieux-vivre (par nature, en perpétuel mouvement) que ceux d'une qualité de vie trop souvent standardisée et surtout totalement artificielle.

7. Le droit au respect des âges de la vie

Le respect des besoins spécifiques liés à l'âge est relativement récent. C'est ainsi qu'au début du XIXe siècle, il n'existe pas de services spéciaux pour enfants arriérés au sein des hôpitaux, les deux premières tentatives étant initiées par Jean-Pierre Falret en 1821 à la Salpêtrière et par Félix Voisin en 1833 à l'hospice des incurables de la rue de Sèvres à Paris.

Tout au long du XXe siècle, l'organisation de l'éducation spéciale et du médico-éducatif tiendra compte de la nécessaire spécificité des réponses en fonction des différentes étapes de la vie. Le concept de normalisation, inventé par les Danois et les Norvégiens dans les années 1950 et 1960, fait du respect des âges l'un des critères fondamentaux pour favoriser les conditions de vie normale et l'intégration sociale des personnes handicapées (Zribi, Poupée-Fontaine, 2002). Une entorse à ce principe a été faite en France par le vote de l'amendement Creton le 13 janvier 1989. Ce texte prévoyait le maintien d'adolescents handicapés dans un établissement médico-éducatif au cas où une solution pour adultes n'avait pas été trouvée. Conçu pour faire face à la carence de places des institutions pour adultes, il n'en a pas moins recréé pour quelques milliers de jeunes, et même si les environnements sont heureusement bien différents, l'une des caractéristiques du système asilaire.

Mais la question la plus actuelle est celle du vieillissement des handicapés mentaux et psychiques dans les sociétés occidentales (Zribi, Sarfaty, 2003). Plusieurs séries de propositions ont été faites aux ministres qui se sont succédés depuis une douzaine d'années, sans qu'une quelconque orientation publique ait été prise, malgré les affirmations exprimées avec toujours plus de force.

Heureusement, des initiatives ont pu être prises grâce à des négociations locales entre associations, institutions, professionnels et pouvoirs publics : aménagement des temps et des espaces dans les lieux de travail et d'habitat, actions d'éducation pour la santé, temps de repos plus longs, création de « sections annexes » de CAT et de foyers de jour, mixité d'accueil en sections occupationnelles de jour et en CAT (ou encore avec des hôpitaux de jour), ouverture de foyers de vie à proximité des lieux d'hébergement antérieurs, soutiens – encore insuffisants – aux familles qui ont choisi de continuer à vivre avec leurs enfants, insertion pour quelques-uns parfois dans une maison de retraite, suivi plus adapté de ceux qui disposent d'un appartement personnel, etc. (Zribi, Sarfaty, 2003).

De nombreuses actions sont entreprises aujourd'hui pour répondre au vieillissement des personnes handicapées. Il n'existe pourtant pas d'affirmation ministérielle des principes d'une politique sociale en la matière, ni de coordination des solutions envisagées ou pratiquées, ni même de recensement des expériences en cours pour en déduire une typologie opératoire.

Enfin, les ressources bien modestes des personnes handicapées âgées ne leur donnent pas, dans la grande majorité des cas, un quelconque choix d'existence. On peut même soutenir qu'elles les inciteraient plutôt à retrouver des cadres institutionnels traditionnels plus protecteurs.

8. Le droit de contestation (les recours possibles)

Tout citoyen, handicapé ou non, d'un pays démocratique dispose du droit de faire entendre son mécontentement selon certaines modalités : manifestations de rue, pétitions, médiatisation… Une personne handicapée, en outre, a le droit de contester les décisions prises par les COTOREP. Celles-ci peuvent faire l'objet de recours dans les cas suivants :

- la non-reconnaissance de la qualité de travailleur handicapé, en saisissant la commission départementale des travailleurs handicapés ;
- l'orientation vers tel ou tel type de solution ;
- le refus d'attribution de subventions ou de primes d'installation, devant le tribunal administratif ;
- les décisions portant sur le taux d'incapacité ou l'attribution de la carte d'invalidité, devant le tribunal de contentieux de l'incapacité et de la tarification de l'assurance des accidents du travail.

Depuis la loi du 2 janvier 2002, les usagers ont la possibilité de remettre en question les décisions les concernant, prises par les responsables d'une institution ou d'un service, en faisant appel à une procédure de médiation qui s'inspire à la fois du droit du travail et du concept anglo-saxon de *self-advocacy* : ils peuvent recourir aux services d'une personne qualifiée qu'ils choisissent sur une liste établie par le délégué départemental du médiateur de la République, après avis du préfet et du président du conseil général. Ce médiateur est saisi de toute question portant sur le respect des droits des usagers et rend compte de ses interventions aux autorités chargées du contrôle des établissements et des services concernés.

Il est difficile d'évaluer ce droit à contestation. Celui de s'opposer aux décisions des COTOREP porte essentiellement sur le niveau reconnu d'invalidité car si celui-ci est minoré (du point de vue de l'usager), il ne permet pas de prétendre, par exemple, à l'allocation aux adultes handicapés). La mise en œuvre de la procédure de médiation est beaucoup trop récente pour faire l'objet d'une évaluation. Il nous semble cependant regrettable que la loi n'ait pas prévu, en premier lieu et prioritairement, un mécanisme de conciliation. Celle-ci est trop souvent confondue avec la médiation. La conciliation suppose un accord ou une entente minimale entre deux parties, dont l'une manifeste son mécontentement ou sa colère contre une faute ou un dysfonctionnement ou encore un accident, une carence dans la prise en charge, etc. La conciliation sera fondée sur un développement de l'information et de la communication. La médiation ne se situe pas au même niveau : elle intervient lorsque les deux parties ne sont pas parvenues à s'entendre et que le litige qui les oppose nécessite l'intervention d'un tiers (personne, organisme, instance). La conciliation comme la médiation présentent toutes deux l'intérêt de restaurer la relation et d'établir un meilleur équilibre des pouvoirs entre deux parties qui sont souvent sincères dans la défense de leur bon droit.

Certaines associations (l'AFASER par exemple, dont le siège social se trouve dans le Val-de-Marne) ont institué depuis peu en interne ce double mécanisme. En cas de crise avec un usager et sa famille, le directeur et son équipe se mettent en position de répondre aux questions dans un laps de temps très court (huit jours) : entretiens téléphoniques, propositions d'entretien, élaboration d'une note écrite relatant précisément les origines de l'incident et de l'accord éventuel qui a été conclu. Si les insatisfactions et les doutes demeurent, un second niveau de communication est proposé à l'usager et sa famille, en présence non seulement du directeur de l'établissement mais aussi du directeur de l'association, qui intervient en position de tiers interne. Une synthèse écrite des propositions respectives et du compromis retenu est ensuite remise à chacune des parties. Il est possible, bien sûr, qu'un rapprochement ne puisse intervenir. L'usager et sa famille peuvent alors interpeller des tiers externes (le médiateur prévu par la loi du 2 janvier 2002, les organismes de contrôle, etc.) ou mettre en route une procédure judiciaire. Mais toutes les opportunités d'échange auront été utilisées préventivement pour tenter d'éviter la persistance et la judiciarisation du conflit.

Les démarches de médiation, qui ont rencontré un véritable engouement dans de nombreux domaines (hôpitaux, banques, etc.), sont encore peu répandues dans le secteur social et médico-social. Elles présentent l'intérêt de formaliser la construction d'échanges entre deux parties en désaccord. Mais Jean-François Six (2000) nous met justement en garde contre des formes de médiation excessivement institutionnelles et exclusivement centrées sur l'extinction des conflits, qui risquent de reproduire des relations sujet-objet ou dominants-dominés ou encore système-individus au détriment de relations interpersonnelles équilibrées, recherchant la confiance réciproque, « l'être-avec-autrui » et « l'être-pour-autrui ». On prendrait dans cette deuxième option, selon Jean-François Six, « un pari sur la parole [...] un pari sur les échanges que des êtres humains s'accordent librement [...] avec le bénéfice réciproque de la rencontre en elle-même, qui n'a peut-être pas apporté de solutions mais a créé des liens humains ».

9. Le droit d'être informé et consulté

Les usagers sont représentés par leurs associations dans diverses instances départementales, régionales ou nationales, notamment sur la nature et l'étendue des besoins ainsi que sur l'opportunité de créer tel ou tel type d'établissement ou de service.

Ainsi, les principales associations nationales sont membres, par exemple, du Conseil national consultatif des personnes handicapées, qui donne des avis sur la politique ministérielle, et du Conseil supérieur de reclassement professionnel, chargé d'éclairer les pouvoirs publics sur les mesures à prendre en matière de réinsertion et d'emploi. Elles sont présentes également au niveau régional dans les commissions régionales de l'organisation sanitaire et sociale (CROSS) qui évaluent les besoins et donnent des avis sur l'opportunité de création, de transformation, d'extension ou de retrait d'habilitation des établissements et services.

Au niveau départemental, la loi de modernisation sociale du 17 janvier 2002 institue des conseils départementaux consultatifs des personnes handicapées qui interviennent sur les orientations de la politique du handicap dans tous les domaines de la vie sociale.

Enfin, au niveau des institutions et services, les usagers sont informés et font des propositions au sein de conseils de la vie sociale ou au moyen d'autres formes de participation. La loi du 2 janvier 2002 vise en effet la participation directe des usagers à la conception et à la mise en œuvre du projet d'accueil et d'accompagnement et leur accès à toute information ou document relatif à leur prise en charge (livret d'accueil, charte des droits et libertés, contrat de séjour, règlement de fonctionnement, etc.).

Ce dispositif, tel qu'il a été conçu, utilisé et récemment actualisé, appelle un certain nombre de remarques.

D'abord, et très logiquement, la crise globale du système représentatif (partis politiques, syndicats, etc.) a également affecté les associations. Des décalages apparaissent fréquemment depuis plusieurs années entre les prises de position des fédérations nationales d'associations et les préoccupations ressenties au niveau régional ou départemental. Des groupes locaux d'usagers s'organisent autour d'une revendication particulière, ou par rapport à un projet d'équipement ou encore pour exprimer leur sentiment d'abandon et de solitude et trouver des remèdes à leurs difficultés matérielles et psychologiques. D'autres regroupements, de tailles diverses, s'effectuent aussi pour dénoncer les carences en matière de réponses aux besoins de certains publics (autistes, traumatisés crâniens, trisomiques...), exprimant ainsi que ces besoins particuliers seraient oubliés par les grandes fédérations d'usagers.

Les articulations ascendantes et descendantes entre les porte-paroles nationaux et le « terrain » connaissent des « ratés ». À titre d'exemple, l'objectif, aujourd'hui abandonné, d'intégration en milieu normal de 4 % de leurs employés imposé par les pouvoirs publics aux CAT, avait reçu l'aval de fédérations nationales au Conseil supérieur de reclassement professionnel et au Conseil national consultatif des personnes handicapées, dix-huit mois avant la parution (en 1999) de la circulaire budgétaire, mentionnant cet objectif, adressée aux gestionnaires directs des CAT qui n'en avaient jamais entendu parler.

Au niveau régional, la participation des associations aux travaux des CROSS est limitée par l'absence d'une analyse fine et prospective des besoins. En revanche, les récents conseils consultatifs départementaux nous semblent susciter plus d'espoirs dans la construction d'un véritable dialogue sur les situations réelles et l'approche concrète des problèmes, grâce à la proximité entre usagers, conseillers généraux et fonctionnaires territoriaux. Dans certains départements (le Val-de-Marne par exemple), cette collaboration nous paraît exemplaire.

Par ailleurs, les conseils de la vie sociale (qui se substituent aux conseils d'établissement) peuvent comporter des aspects intéressants en matière d'information, de recueil des suggestions des usagers, de transparence du fonctionnement des institutions et services et de confrontation des points de vue. Certaines ambiguïtés devront cependant être rapidement levées pour éviter aigreurs, désillusions et conflits entre usagers et professionnels. Au vu des problèmes rencontrés dans les conseils d'établissement, il est nécessaire de réaffirmer clairement le rôle consultatif et non décisionnaire des conseils de la vie sociale ainsi que le champ de leurs prérogatives. Celles-ci sont automatiquement délimitées en effet par les responsabilités déontologiques, techniques et juridiques des directeurs et des médecins notamment, ainsi que par l'implication légale et financière des responsables associatifs. Il est également opportun de se demander si les conseils de la vie sociale sont bien adaptés à tous les publics: les résidents des foyers d'hébergement et des appartements communautaires ou individuels, qui se sont appropriés leur lieu de vie, risquent de manifester beaucoup d'étonnement, sinon d'hostilité, devant la présence de leurs parents dans cette instance... Une représentation directe des résidents serait beaucoup plus conforme à leurs capacités et à leurs aspirations, ainsi qu'aux affirmations publiques des différents acteurs de l'action sociale (associations, décideurs publics, professionnels). La question se pose donc de savoir si les modalités de participation aux conseils de la vie sociale prévues par la loi seront aménageables en fonction du niveau de dépendance des usagers.

La place des travailleurs handicapés (employés des CAT) dans les instances de consultation est encore plus préoccupante: pourquoi exclure un travailleur du code du travail? Pourquoi maintenir une logique d'aide sociale? Un large développement s'impose ici à propos de cette situation particulière qui concerne très largement la population cible de cette étude.

Le statut juridique des employés de CAT

La nature et l'étendue des droits d'un employé à participer à des instances de consultation et de décision sont corrélées à la nature de son statut. L'originalité du statut du travailleur handicapé en CAT est liée à la bipolarité, ou plutôt à la dualité des structures, à la fois entreprises et institutions sociales. Rappelons que les CAT sont juridiquement des institutions sociales: leur projet est d'abord social, leurs activités économiques ne faisant que concourir à sa réalisation. C'est ainsi qu'un CAT est « autorisé » et « habilité » à « accueillir » des personnes handicapées (au même titre qu'une maison de retraite accueille des résidents) auxquelles il propose des activités professionnelles. A contrario, une entreprise est créée pour mener un projet économique, le recrutement de salariés représentant l'un des moyens nécessaires à sa réalisation.

Projet économique d'une part, projet social de l'autre: les définitions sont claires. Elles délimitent, sans problèmes apparents, deux statuts différents pour les hommes et les femmes qui y participent:

celui de salarié, prévu par le Code du travail, et celui d'usager d'établissement social, dont les caractéristiques figurent dans le Code de la famille et de l'aide sociale. Pourtant, à y regarder de plus près, les choses sont moins simples qu'il n'y paraît. Une première question se pose : l'identité d'un projet, social en l'occurrence, peut-elle faire abstraction des moyens, notamment économiques, qu'il mobilise ? Peut-il être imperméable à la nature et à la logique des activités qui lui sont liées ? En d'autres termes, l'obligation, pour un travailleur handicapé en CAT, d'effectuer trente-cinq heures de travail hebdomadaires ne doit-elle pas provoquer la modification d'un statut qui est aujourd'hui davantage en rapport avec la consommation de services sociaux qu'avec la participation à une production économique ? Cette première question s'inscrit elle-même dans une autre, plus globale, construite récemment autour des transformations fortes des liens entre une entreprise sous-traitante ou un professionnel (salarié, prestataire de service, intérimaire...) et une entreprise donneuse d'ordres : faut-il une continuité du statut des travailleurs, quel que soit le lieu de leur exercice professionnel ?

Enfin, la priorité affichée des politiques sociales en faveur du droit des personnes (autodétermination, choix de vie, projets personnels...), associée à l'éclatement général des formes d'exercice d'un emploi, lequel a des impacts importants sur les droits reconnus aux salariés, ne peuvent, selon nous, que questionner l'existant en CAT.

Caractéristiques du statut

Les personnes accueillies en CAT, à la différence des salariés des ateliers protégés, ne relèvent pas du code du travail dans les mêmes conditions que tout salarié : il n'y a pas de contrat de travail pour les personnes handicapées travaillant en CAT. Si les sommes qu'elles perçoivent du fait de leur travail, au titre de la garantie de ressources en particulier, ont toutes les caractéristiques d'un salaire, cela ne suffit pas à leur conférer la qualité de salarié, ni l'ensemble des droits qui lui sont attachés.

Par suite du caractère particulier des CAT qui, tout en étant des établissements sociaux relevant de la loi sociale et obéissant aux principes propres à cette catégorie d'institutions, constituent pour partie des structures de production, le statut des personnes qui y travaillent est formé pour une part de règles spécifiques, pour une autre part, et seulement lorsque la réglementation des CAT le prévoit expressément, de dispositions du code du travail.

Les dispositions dudit code, dont le décret du 31 décembre 1977 prévoit l'application aux CAT, concernent l'hygiène et la sécurité d'une part, et la médecine du travail d'autre part. L'application aux CAT des règles d'hygiène et de sécurité entraîne la compétence notamment de l'inspection du travail.

« Outre cette extension limitée du code du travail, la différence la plus nette qui distingue le statut des travailleurs handicapés en CAT de celui des salariés est l'absence de situation de chômage. On considère que ces établissements ne sauraient se trouver en situation de chômage, du fait de leur double dimension, dont l'une, celle d'établissement social, est assurée de la permanence, en particulier grâce au versement d'une dotation globale de fonctionnement par l'État. » (décret n° 77-1546 du 31-12-1977)

« Les travailleurs handicapés qu'un CAT ne pourrait, par définition, pas rémunérer, n'ont droit, ni à l'aide publique, ni à l'assurance chômage (circulaire du 8 décembre 1978 relative aux CAT). Ils sont également écartés – sauf option facultative des CAT – de la formation professionnelle continue. » (circulaire Le Garrec du 31 janvier 1983)

Le décret n° 77-1546 du 31 décembre 1977 précise que « les obligations de l'employeur prévues par la législation sur les accidents du travail du livre IV de la sécurité sociale et du chapitre I du titre III du livre VII du code rural incombent à la personne ou à l'organisme responsable de la gestion du CAT. » (article 19)

Alors que les personnes handicapées travaillant en atelier protégé disposent du statut de salarié, les personnes handicapées accueillies en CAT relèvent d'un statut juridique hybride, qui correspond à la vocation des CAT, à la fois établissements sociaux et établissements de production. Ainsi, les travailleurs handicapés sont (ou devraient être) représentés dans les conseils d'administration et dans les conseils de la vie sociale des établissements publics ; dans les établissements privés, ils sont (ou devraient être) associés au fonctionnement de l'établissement par leur participation au conseil de la vie sociale.

Les travailleurs handicapés ne disposent donc pas d'un contrat de travail. Ils sont « admis » dans une institution sociale après orientation par la COTOREP, ils ne sont pas recrutés par une entreprise. Leur mise à l'écart, pour l'essentiel, du code du travail est justifiée par la finalité thérapeutique ou socialisatrice de l'exercice d'une activité qui participe pourtant à la vie économique ainsi que par leur appartenance à une institution sociale. Le droit des travailleurs handicapés des CAT à être consultés s'exerce donc dans le cadre des conseils d'établissement, devenus aujourd'hui conseils de la vie sociale.

Critiques

Le Bureau international du travail (BIT) a commandité il y a quelques années une étude coordonnée par un expert, Marc Dupont, et rédigée par un sociologue, Marc Visier (1998), afin d'établir un bilan transnational des relations professionnelles en milieu protégé (*Éducation ouvrière*, 1998). Dans une note datée du 13 septembre 1996, Marc Dupont relève que « le statut de travailleur handicapé en centre de travail protégé (mis à part les ateliers protégés) est marqué par l'ambiguïté du travail protégé lui-même ». Il relève qu'une définition juridique du statut du travailleur handicapé en centre de travail protégé a été dessinée par trois arrêts de la Cour européenne de justice (arrêt Levin, arrêt Lawrie Blum, arrêt Bétray) ; ceux-ci s'appuient sur trois critères d'analyse : le niveau des revenus tirés de l'activité, l'existence d'une production réelle et le lien d'autorité entre le donneur d'ouvrage et l'employé.

Les deux premiers arrêtés indiquent bien que le travail protégé, même compte tenu de ses particularités, devrait procurer le statut de travailleur au sens du code du travail. Par contre, le troisième le refuse, au motif que dans un établissement de travail protégé et à l'inverse d'une entreprise ordinaire, les employés « ne sont pas choisis en fonction de leur aptitude à une activité mais qu'au contraire, l'activité est conçue en fonction de leur handicap ». En désaccord avec ce troisième arrêt, Marc Dupont conclut que le refus d'accorder le statut de travailleur aux travailleurs handicapés de centres de travail protégé équivaut à une discrimination.

Gabriele Stoïkov, du BIT (*Éducation ouvrière*, 1998), affirme également que ne peut persister la contradiction entre le rôle de véritable acteur économique et de partenaire actif des entreprises que jouent les centres de travail protégé et l'espace de non-droit du travail qu'ils constituent. Il est donc indispensable, selon Willy Momm (*Éducation ouvrière*, 1998), de « préciser les conditions d'accès [des travailleurs handicapés] au droit du travail et clarifier les mesures additionnelles qui seraient nécessaires, notamment en matière de droit d'expression, de progression dans l'emploi, de négociation collective ». On ne peut que constater les limites du statut actuel au regard des évolutions du travail.

Il faudrait ici, pour mieux appréhender notre sujet, faire ressortir deux points qui concernent plus généralement le champ du travail, l'un se référant au statut des personnes, l'autre à la modification de l'organisation productive de l'entreprise :

- le contrat de travail ordinaire est remis en question par le chômage et la pluralité des modes d'exercice d'une activité professionnelle ;
- de nombreuses entreprises externalisent une partie de leurs activités et les confient à des entreprises sous-traitantes.

Les conséquences en sont la précarité des contrats entre une personne et son employeur, une baisse des garanties bénéficiant aux salariés (protection sociale, sécurité, organisation collective...), une diminution des rémunérations et des droits des employés lors du transfert d'une production d'une entreprise donneuse d'ordre à une entreprise sous-traitante.

Traditionnellement, le contrat de travail est le résultat d'une part de l'appartenance ou de « l'intégration à une entreprise organisée » (Supiot, 1999), et d'autre part du lien de subordination existant entre un employeur et un employé. Aujourd'hui, certains auteurs proposent, afin de prendre en compte l'évolution de la production économique et de la pluralité des formes d'organisation, de lier l'application du droit du travail et des dispositions conventionnelles au critère de dépendance économique (travailler pour le compte d'autrui et non pour son propre compte).

Alain Supiot, auteur d'un rapport destiné à la Commission européenne (1999), distingue trois catégories de contrats rémunérant le travail : les salariés traditionnels, les salariés détenteurs d'un contrat d'un autre type stipulant la réalisation d'un travail en échange d'une rémunération, et les entrepreneurs indépendants. C'est dans la deuxième catégorie, qui semble se développer, que s'inscrivent les CAT. La perspective souhaitée par certains auteurs est l'application d'un droit commun du travail et non l'instauration d'un clivage entre les statuts, susceptible de rompre la cohésion sociale. Les travailleurs handicapés de CAT sont en effet dans une situation extrême : ils ne bénéficient ni des dispositions acquises par les salariés de l'entreprise donneuse d'ordre, ni des dispositions du droit commun du travail. Or, pour Alain Supiot, le droit du travail doit « devenir le droit commun de toute relation de travail ».

Il nous paraît possible de tracer quelques pistes nouvelles. Les débats mentionnés plus haut amènent naturellement à assortir le devoir de protection et de solidarité collective à l'égard des personnes handicapées avec le développement probablement important de leur droit d'être consultés, de s'exprimer et de participer aux décisions qui les concernent. C'est sans aucun doute le sens des orientations qui seront prises à court et moyen terme et qui sont notamment souhaitées par l'Association nationale des directeurs et cadres de CAT (ANDICAT). La question qui reste en suspens est celle du cadre dans lequel se développeront ces nouveaux droits des travailleurs handicapés en CAT : celui de l'aide sociale ou celui du code du travail ?

Le rapport sur le travail protégé établi en 1984 à la demande du ministre de l'époque, Pierre Bérégovoy, par une commission pluripartite avait exploré trois voies :

• le maintien du statut des usagers des établissements sociaux avec une meilleure utilisation des instances existantes, notamment les conseils d'établissement ;

• le statut ordinaire de salarié relevant du code du travail. Considéré comme positif quant à la perception qu'auraient d'eux-mêmes les travailleurs handicapés, ce statut avait le défaut, selon certains, de les exposer également aux rigueurs du code du travail et notamment en matière de sanctions ;

• un statut intermédiaire entre les deux précédents. Au maintien du cadre juridique actuel, s'ajouteraient la création de comités d'usagers qui seraient largement consultés ainsi que le droit à la formation professionnelle continue, l'aide au logement, aux œuvres sociales, etc.

La commission avait ainsi exprimé un consensus sur le développement des droits sociaux, des droits de représentation et des droits d'expression et, après étude juridique, des droits syndicaux. Un certain flou imprégnait la position de synthèse sur ce point, car elle persistait dans l'hybridation du dispositif, ce qui rendait très compliquée la recherche d'une cohérence juridique.

Il nous semblerait plus ajusté aux réalités, plus conforme à l'évolution du travail protégé et humainement plus mobilisateur que les travailleurs handicapés de CAT bénéficient des dispositions du code du travail, avec une minoration de leurs droits lorsque leur sont appliquées des mesures de protection juridique. Cela bien sûr mérite d'être largement discuté et réfléchi et, en premier lieu, avec les intéressés eux-mêmes. Une partie du chemin a été réalisée dans de nombreux CAT qui offrent d'ores et déjà à leurs employés de nombreuses possibilités d'expression et de représentation : conseil de gestion, comité technique, comité des usagers, réunions d'expression, réunions d'atelier, commissions sociales, commission sur l'amélioration des conditions de travail... Autant d'instances qui interviennent en complément des conseils d'établissement ou se substituent à eux. Ces initiatives sont bien évidemment passionnantes. Il conviendrait aujourd'hui d'en faire un inventaire qualitatif, qui serait le support concret et réaliste de l'instauration de droits reconnus, plutôt que de s'en tenir à des démarches humanistes mais facultatives et donc réversibles.

3

DES QUESTIONS COMPLEXES, DES APPROCHES NÉCESSAIREMENT NUANCÉES

Les droits des personnes handicapées et les devoirs de la société sont affirmés depuis plusieurs années. La critique du principe d'assistance et la promotion de celui de solidarité vont de pair.

Les avis des bénéficiaires étaient rarement pris en compte dans les logiques traditionnelles d'aide et de prise en charge. Les réformes en cours définissent les droits fondamentaux des usagers: dignité, vie privée, intimité, libre choix de vie, prise en charge individualisée, confidentialité des informations, accès aux dossiers, information sur les droits et les voies de recours possibles. Les modalités d'exercice de ces droits au sein des services et institutions sociales et médico-sociales prévoient l'élaboration d'un certain nombre de documents (livret d'accueil, charte des droits et libertés, contrat de séjour, règlement de fonctionnement, projet d'établissement), ainsi que le fonctionnement d'instances de consultation (conseil de la vie sociale) ou enfin la mise en place de procédures en cas de conflits.

L'attribution de nouveaux droits aux usagers du secteur social et médico-social est en effet à l'ordre du jour (Matho et Janvier, 2000).

La loi dite sur les institutions sociales et médico-sociales votée le 30 juin 1975 en même temps que la loi d'orientation en faveur des personnes handicapées a installé, rationalisé et maximisé l'existant qui s'était progressivement construit quelques dizaines d'années plus tôt. C'est ainsi que cette loi d'orientation a prévu les mécanismes d'évaluation des besoins, d'opportunité et d'autorisation des institutions (CROSS, agréments préfectoraux...) ainsi que les instances de consultation des usagers (conseils d'établissement). Cette loi s'est avérée insuffisante ces dernières années car de profondes modifications ont eu lieu : elles ont été provoquées dans les années 1980 par les lois de décentralisation répartissant différemment les responsabilités entre l'État et les départements mais aussi par l'évolution des pratiques d'action sociale.

La loi du 2 janvier 2002 aborde, dans l'un de ses principaux chapitres, l'élargissement des droits des usagers. Il y est introduit l'idée novatrice et moralement stimulante que l'implication et la responsabilisation de l'usager font partie intégrante de l'amélioration de la loi ou, si on veut le dire autrement, que l'implication plus forte des usagers dans le système d'élaboration et de fonctionnement des réponses est un facteur d'amélioration de la qualité des prestations. La réflexion et les orientations sur l'élargissement des droits des usagers du système social et médico-social s'inscrivent dans l'évolution culturelle des comportements des usagers dans des domaines très différents : il existe aujourd'hui des associations d'usagers du système de santé, d'usagers des transports en commun, d'usagers de l'administration, d'usagers de l'espace aérien, usagers des postes et télécommunications, etc. Ainsi, l'accroissement des droits des usagers du système de santé est d'actualité à la suite du rapport élaboré par un groupe de travail, réuni à la demande du ministère et animé par Étienne Caniard, vice-président de la Mutualité française. Dans des secteurs variés, la loi consacrera la reconnaissance d'exigences nouvelles qui pourraient améliorer la situation des usagers par le renforcement de leurs droits. L'usager (ou son représentant familial) ne veut plus être l'objet d'une relation unilatérale dans laquelle il n'a pas droit à la parole.

L'évolution actuelle et à venir s'inscrit dans le passage de la « prise en charge » à la « participation », dans certains cas même, à la « codécision », et en tout état de cause vers le « contrat » entre usagers et services collectifs. Les modifications prévues ou à attendre du droit des usagers du secteur social et médico-social s'inspirent en partie du droit des consommateurs et du droit du travail avec la notion de contrat et la mise en place de mécanismes de médiation. Des mots-clés illustrent ce changement de perspective : information, transparence, respect de la personne, participation, contrat, responsabilisation. Le repositionnement du rôle et de la place des usagers impliquera, de fait, une modification des comportements des professionnels, des institutions et services, des usagers eux-mêmes. Il faudra donc, dans le respect des compétences des uns et des autres (administrateurs, professionnels, décideurs publics) :

• rechercher la participation des usagers;

• permettre l'exercice d'une fonction de vigilance;

• favoriser l'information et la mutualiser en créant des lieux de dialogue directs, réels et vivants.

Il faudra aussi, pour éviter les malentendus, les controverses et les insatisfactions fréquemment liés (mais pas seulement) au manque d'information, développer des possibilités d'échanges et de rapprochement des points de vue. Celles-ci peuvent prévenir et éviter la conflictualisation et éventuellement la judiciarisation des relations entre usagers et services médico-sociaux grâce à une communication plus équilibrée et formalisée.

Ces principes sont puissants et inéluctables. Ils sont une chance, très certainement, pour la démocratie sociale. Mais:

• leur application sera difficile dans certains secteurs (les exclus sociaux);

• ils se révéleront très rapidement insuffisants dans d'autres secteurs (les CAT par exemple);

• ils se révéleront enfin très complexes lorsqu'il sera question d'intimité, de sexualité et de procréation.

C'est en effet une question très difficile qui est posée: peut-on être à la fois dépendant, protégé et acteur, décideur, citoyen?

Il nous faut poser enfin comme condition fondamentale d'exercice réel de droits celle d'une protection sociale suffisante, la question de la promotion des personnes étant inséparable des choix de politique sociale et des engagements (solidaires ou pas) qui seront pris. Les nouveaux droits s'inscrivent clairement dans une orientation publique plus générale d'intégration sociale, de diversité de solutions, d'accroissement du pouvoir de décision des usagers et de leur accès à la citoyenneté et au respect de leur vie privée. Pourtant, cette terminologie et cet ensemble de concepts à connotation très positive paraissent souvent abstraits, comme décrochés des réalités vécues ou ressenties. Il nous a paru ici nécessaire d'y réfléchir pour en proposer une application adaptée aux personnes handicapées mentales et psychiques.

1. Une citoyenneté à part entière?

Pour tous les publics défavorisés, revient de manière lancinante la question de la citoyenneté, censée (r)établir la (les) personne(s) en difficulté d'insertion dans la norme et dans le droit. Posée et relancée par les pouvoirs publics, le milieu associatif ou les travailleurs sociaux, la notion de citoyenneté n'est jamais définie ni mise en relation avec la situation des personnes handicapées mentales et psychiques. Elle a pourtant fait l'objet de nombreux écrits qui lui donnent un cadre conceptuel et politique.

Rappelons que le statut de citoyen, qui n'est ni statique, ni uniforme, donne droit d'influer sur les choix de l'État, au moyen du vote par exemple. Il résulte aussi des obligations réciproques entre un citoyen et un État (allégeance et protection juridique). Il exprime un lien d'appartenance à une société, une relation aux autres, une légitimité sociale et politique (droits et devoirs, participation...). Par extension, on rapproche le concept de citoyenneté de la démocratie.

Est considéré comme citoyen celui qui dispose de droits civils (égalité devant la loi, liberté de parole, d'opinion, de propriété), de droits politiques (voter, être élu...), de droits sociaux et économiques (accès égal à la santé, au droit du travail...). Notons que les droits de l'homme et les droits du citoyen ne sont pas superposables : les premiers ont une valeur d'universalité sur laquelle le citoyen peut s'appuyer pour défendre l'acquisition de nouveaux droits.

L'exercice de la citoyenneté implique de disposer de droits sociaux. Comment en effet exprimer ses opinions, exercer son pouvoir de contrôle si l'on ne dispose pas de moyens matériels pour mener une vie indépendante ou relativement autonome ?

« Le droit à la protection sociale, au sens large du terme, se fonde sur l'exigence d'assurer la véritable liberté et la véritable égalité du citoyen », rappelle Dominique Schnapper (2000). Dans cet ordre d'idées, elle définit deux notions différentes mais complémentaires, s'appliquant aux relations entre la collectivité (l'État) et l'individu :

- la notion de droit-liberté : la liberté d'opinion, d'expression, de pensée, de réunion, de travail... Elle illustre la liberté de l'individu face à l'État, aux décideurs publics...
- la notion de droit-créance : les garanties par l'État de l'exercice des droits-liberté ; elle suppose l'intervention de l'État pour répondre aux droits des individus au travail, au revenu, à l'éducation, à l'engagement syndical, à la santé... C'est le passage de la liberté formelle à la liberté concrète.

Cette notion est le fondement philosophique de l'État providence. L'État va intervenir à plus d'un titre. Ainsi, les personnes incapables de se prendre en charge ponctuellement ou durablement vont bénéficier d'une compensation pour pouvoir subsister (exemples : le RMI ou l'AAH).

Le sociologue anglais Thomas Humphrey Marshall (1965) fait ressortir trois dimensions de la citoyenneté :

- la citoyenneté civile, qui correspond aux droits libertés (liberté de la personne, droit de propriété) ;
- la citoyenneté politique : voter, être élu, participer à la vie politique…
- la citoyenneté sociale, qui correspond aux droits-créances : droit à la protection sociale, à la santé, au travail…

C'est en exerçant ses droits qu'un individu appartient à la société. Ces droits sont-ils accessibles aux malades mentaux, aux handicapés mentaux qui vivent dans des hôpitaux ou des institutions spécialisées ? Sont-ils capables d'exprimer rationnellement une opinion ? Si l'on écartait certains de ces droits, cela signifierait-il que l'on fait intervenir d'autres critères que celui des droits de l'homme ? Peut-il y avoir des degrés dans la citoyenneté ? Nous tenterons d'apporter quelques réponses en passant en revue plusieurs problématiques voisines.

2. Discrimination et non-discrimination : égalité en droit, égalité de traitement, égalité des chances

La discrimination est le processus ou le dispositif qui prive une personne ou un groupe d'un ou de plusieurs droits accessibles aux membres de la collectivité sociale à laquelle ils appartiennent. C'est, selon le *Petit Robert*, le fait de séparer un groupe social des autres en le traitant plus mal.

La construction des identités et de la dignité personnelles peut, entre autres, être influencée par la mauvaise perception qu'en ont les autres : « Une personne ou un groupe de personnes peuvent subir un dommage ou une déformation réelle si les gens ou la société qui les entourent leur renvoient une image limitée, avilissante ou méprisable d'eux-mêmes. La non-reconnaissance peut causer du tort et constitue une forme d'oppression, en emprisonnant certains dans une manière d'être fausse, déformée et réduite » (Taylor, 1994).

Depuis une trentaine d'années, les personnes handicapées et leurs associations luttent contre leur mise à l'écart physique, psychologique et symbolique du bénéfice de droits fondamentaux en matière de santé, d'éducation, de travail ou de loisirs. En France, la loi n° 90-602 du 12 juillet 1990 renforce les dispositions précédentes (de 1989 notamment) afin de protéger plus efficacement les personnes handicapées et malades contre les discriminations : le refus du bénéfice d'un droit, le refus de fourniture d'un bien ou d'un service, l'entrave à une activité économique, le refus d'embauche, l'exclusion de certains contrats d'assurance. Les responsables de discriminations établies à l'égard des personnes handicapées s'exposent ainsi à des peines d'amende et d'emprisonnement ou à la privation temporaire des droits d'éligibilité.

Au niveau européen, le traité d'Amsterdam, signé le 2 octobre 1997, stipule que « le Conseil statuant à l'unanimité sur proposition de la Commission et après consultation du Parlement européen, peut prendre les mesures nécessaires en vue de combattre toute discrimination fondée sur le sexe, la race ou l'origine ethnique, la religion ou les convictions, un handicap, l'âge ou l'orientation sexuelle ».

Mais la non-discrimination, fondée sur la notion d'égalité, est plus complexe qu'il n'y paraît car il y a lieu de distinguer des notions habituellement confondues : l'égalité en droit et l'égalité (ou l'égalisation) des chances. Comme le constatent Koubi et Guglielmi (2000), à côté de la notion d'égalité en droit s'impose depuis relativement peu celle d'égalité des chances. La première défend le principe de non-discrimination. La seconde, dans son extrême, met en avant celui de discrimination positive : pas de droits en moins pour ceux qui sont défavorisés, malades, exclus ou handicapés, mais des droits en plus pour établir l'égalité et diminuer les différences (liées à l'état de santé, aux stigmates sociaux...).

Au nom d'une logique de justice sociale, le principe de l'égalité en droit est de plus en plus assorti du constat d'*inégalités de fait* liés à l'état de la personne, à ses insuffisances de formation, à la perception de son groupe d'appartenance, qu'il y a lieu d'atténuer ou de faire disparaître par divers systèmes de compensation (financiers, sociaux, matériels, architecturaux, etc.) L'économiste Éric Fries-Guggenheim (Document interne du CEDEFOP) présente d'excellents arguments en ce sens : « L'égalité formelle entre personnes différentes (force physique, bagage culturel, agilité intellectuelle...) consistant à donner à tous les citoyens les mêmes chances et les mêmes moyens ne conduit de fait qu'au maintien, voire à l'augmentation des différences. [...] Le principe d'égalité doit donc être compris comme un principe d'égalité dynamique, un principe d'égalité de traitement, comme une situation idéale vers laquelle nos efforts doivent nous permettre de converger : une situation tendant à égaliser les dotations initiales. »

Il n'est pas injuste de rappeler qu'entre une personne handicapée et une personne normale, il y a une inégalité de capacités, laquelle peut résulter de maladies, d'accidents, de ruptures psychiques... Il y a lieu, selon les consensus actuels, d'agir sur ces écarts (au niveau de la norme, de l'environnement, de la personne...) afin qu'un handicapé puisse avoir accès à la vie sociale et dispose de droits équivalents à ceux de tout un chacun. Il y a lieu aussi, selon Rawls (cité par Pierre Roger, 2000), de prendre des dispositions plus favorables aux plus démunis, car le principe d'égalité ne comblerait pas les écarts, ni les handicaps. (Rawls a défendu cette idée de compensation en pensant à la situation d'une population pauvre subissant l'exclusion sociale.) Mais comme le rappelle J. Bidet (2000), le principe d'égalité devient plus complexe avec l'introduction de celui de compensation des inégalités car ce dernier établit des différences juridiques entre personnes ou entre groupes. En fait, il est admis qu'il y aurait des distinctions souhaitables et des « distinctions impossibles ». La discrimination positive ou *affirmative action* correspond aux distinctions souhaitables.

Le principe de compensation est appliqué selon Dominique Schnapper au moyen de deux options :

• celle de l'égalisation des chances : elle a une valeur universaliste et tente de corriger par des aides (financières par exemple) ou des réglementations anti-discriminatoires (logement, emploi, etc.), ou encore des campagnes d'opinion, certaines inégalités dans les processus d'intégration sociale ;

• celle de l'*affirmative action* ou discrimination positive : elle accorde des dérogations au droit commun en adoptant de manière très volontariste une politique contraignante de quotas, que l'on suppose plus efficace que celle de l'égalisation des chances pour faire face à des handicaps sociaux persistants.

De nombreux auteurs ne contestent pas la pratique de la discrimination positive car reconstituer l'égalité des chances « passe par le principe de discrimination positive : la simple égalité d'accès à des prestations banalisées ne suffit plus. Un soutien particulier doit par exemple être donné à ceux qui ont des difficultés à suivre un enseignement, à se placer en bonne position sur le marché du travail ou qui sont victimes d'un cumul de handicaps particulièrement lourds » (Commissariat au Plan, 2000).

Notons que les deux options présentées par Dominique Schnapper ont des impacts différents :

• les effets de la première option (l'égalisation des chances) ne peuvent qu'être longs et difficiles à obtenir, bien qu'elle soit intellectuellement et moralement plus satisfaisante ;

• la deuxième (la discrimination positive) a l'inconvénient de figer des situations et de créer aussi une certaine inégalité. Faut-il qu'elle soit permanente, avec le risque de maintenir des groupes spécifiques disposant de droits particuliers ? Ce serait alors le glissement vers le communautarisme, avec les risques d'éclatement du lien social et de la solidarité collective. Ne serait-il pas préférable de reconnaître en souplesse une pluralité de modes d'intégration plutôt que de susciter des développements séparés ?

Dans le cas contraire, des risques bien réels existent si l'égalité des chances se substitue excessivement à l'égalité en droit, parce que :

• l'universalité des droits est alors battue en brèche ;

• les systèmes de compensation installent l'individu dans une différence ;

• les aides correctives résultent quelquefois de fortes pressions d'un secteur ou d'un groupe qui n'a pas plus de difficultés qu'un autre éventuellement moins audible ou moins gênant par la forme de ses revendications ou des symboles qu'il représente ; une fragmentation supplémentaire du champ collectif des espaces humains est établie de manière structurée.

Pourtant, le principe de non-discrimination a comme objectif de réduire l'écart entre l'égalité formelle et l'égalité réelle et de donner une valeur concrète au principe d'égalité. « Ainsi, de nos jours, la politique de la différence dénonce toute discrimination et refuse toute citoyenneté au rabais. Elle reconnaît, admet, voire favorise la particularité. En ce sens, elle rend nécessaire un traitement différencié pour favoriser certaines minorités, de façon au moins temporaire, et leur permettre d'accéder au statut de dignité » (Belloubet-Frier cité par G. Koubi, 2000). L'égalisation des chances doit donc, pour Koubi et Guglielmi, « demeurer mesurée et son application limitée à certains champs, dans certains terrains soigneusement balisés » ; elle doit « rester seconde par rapport à l'égalité en droits. Car sans l'égalité en droits, peu à peu, la fraternité sociale devient, en bonne conscience, charité sélective [...] au risque de voir s'estomper, puis disparaître toute référence aux valeurs communes. »

Au niveau européen, il est couramment admis que la non-discrimination suppose la jouissance de « tous les droits attachés à la citoyenneté en plus de ceux auxquels [les personnes] peuvent prétendre sur la base des mesures spécifiques et provisoires (« action positive ») en vertu de leur situation particulière » (Maria Rita Saulle, 1995). De même, une directive récente stipule que « l'interdiction d'une discrimination doit se faire sans préjudice du maintien ou de l'adoption de mesures destinées à prévenir ou à compenser des désavantages chez un groupe de personnes présentant un handicap » (directive 2000/78 du Conseil de l'Union européenne du 27 novembre 2000).

Cependant, l'application récente du principe de non-discrimination au travail de nuit des femmes (qui n'existait que peu auparavant en France) pose la question de savoir si les dispositifs en faveur de l'égalité ne peuvent, en fait, si l'on n'y prend pas garde, se retourner contre les supposés bénéficiaires. Certaines interprétations simplificatrices de la notion de non-discrimination incitent fortement à la vigilance : le danger qu'elles présentent, par la négation des besoins et des solutions spécifiques, est bien réel ; dans leur logique, la non-discrimination équivaudrait à un effacement bien dommageable des particularités.

3. Les institutions contre l'intégration ?

Le concept d'intégration s'oppose à ceux d'exclusion, de marginalisation ou de ségrégation et s'articule positivement avec ceux d'appartenance et d'accès aux droits et aux devoirs de tous au sein d'un groupe, d'une collectivité sociale, d'une nation... Il est en lien (parfois – et à tort – confondu) avec ceux de citoyenneté et de non-discrimination. Mais une application stricte (fondamentaliste, pourrait-on dire) du contenu de ces deux notions, fondée sur la similitude et l'uniformité de la position de chaque membre au sein d'un collectif, aboutit à la non-reconnaissance :

- d'abord, des limites à l'exercice des droits, intrinsèquement imposé par les handicaps ou les déficiences...
- ensuite, de besoins individuels, culturels et sociaux spécifiques ;
- enfin, de la pluralité des formes d'appartenance à une collectivité, qu'elles soient décidées librement ou liées à des difficultés propres.

Nous l'avons vu précédemment, la démarche non ségrégative ne s'oppose pas à l'adoption de mesures spécifiques. Cette question nous renvoie aux débats des années 1970 et 1980 autour de la politique de sectorisation psychiatrique. Trois types d'attitude émergeaient alors au sein du mouvement de désinstitutionnalisation :

• la recherche d'une complémentarité entre les réponses traditionnelles (les lits d'hospitalisation pour des durées courtes) et les structures légères au sein de la communauté (dispensaires, hôpitaux de jour, appartements thérapeutiques, etc.

• une substitution totale des structures alternatives aux réponses traditionnelles;

• une dé-technicisation et une dé-professionnalisation des interventions de soins au profit des communautés d'origine (familles, voisins, quartiers, etc.).

Ces orientations avaient en commun une critique résolue des institutions psychiatriques traditionnelles considérées à juste titre comme des espaces de relégation sociale et d'indignité personnelle. Les travaux de Foucault, Gofmann, Castel… en ont fourni les appuis théoriques. C'est la première de ces orientations qui a été (mal) mise en œuvre, les deux autres se révélant rapidement inapplicables. Elle s'est concrétisée notamment par la fermeture de dizaines de milliers de lits psychiatriques (qui sont passés depuis 1970 de 162 000 à 55 000), l'organisation des soins en milieu ouvert et le transfert massif des populations psychiatriques sédentaires notamment vers les institutions sociales et médico-sociales destinées aux personnes handicapées mentales et aux personnes âgées, le milieu psychiatrique tentant, pour sa part, de fonctionner en centre de crise. Le mouvement de désinstitutionnalisation psychiatrique ne s'est donc pas accompagné d'une suppression totale des institutions mais a permis la mise en place d'une certaine (et bien insuffisante, quantitativement et qualitativement) diversité des solutions.

Parallèlement, le secteur social s'est peu à peu transformé par le jeu d'un certain nombre d'évolutions dans les pratiques professionnelles, les aspirations des usagers et le regard social. Composé essentiellement, il y a seulement une quinzaine d'années, d'institutions spécialisées uniformes et concentrées, il fourmille aujourd'hui d'une multitude de structures et de formules variées. Le travail protégé en milieu ouvert, les appartements sociaux avec équipes de suite, les services d'accompagnement, les petits foyers communautaires, etc. se sont ainsi développés en complémentarité de conceptions institutionnelles traditionnelles. Parler de manière globale des institutions spécialisées revient à ignorer profondément les éclatements et les démembrements qui ont accompagné des adaptations concrètes à des besoins personnels en évolution. Le schéma simpliste qui oriente le rapport Fardeau (2000) – moins il y a d'institutions, plus il y a d'intégration – comme les charges violentes de certains auteurs contre les institutions sociales et médico-sociales assimilées, avec les prisons et les asiles, à des « institutions totales », se fondent sur une méconnaissance de la diversité et de l'ouverture croissantes des réponses, regroupées habituellement en France sous le terme générique d'institutions. Méconnaissance qui porte également sur les besoins spécifiques de soutien et de protection liés à des déficits mentaux et à des perturbations psychologiques ponctuelles ou durables. Notons par exemple que, selon une étude de l'INSEE (Mormiche, 2000 et 2001), la résidence en institution d'hébergement, considérée comme la forme d'institutionnalisation la plus forte, est d'autant plus fréquente que les usagers sont plus sévèrement handicapés et/ou que leur âge (et donc celui de leurs parents) est plus élevé. Mais quelques auteurs, par leurs outrances, évitent le débat et n'offrent aucune perspective en n'abordant pas la réalité.

On trouve ainsi dans le rapport Fardeau, rédigé à partir de documents transmis par des attachés d'ambassade, un tableau euphorique et angélique de la situation des personnes handicapées dans les pays voisins, où elle serait bien meilleure qu'en France : « Il est des pays européens tout proches où les enfants sont admis de droit dans les écoles de leur quartier ; où les feux rouges sont sonorisés ; où les quais de gare et de métro sont accessibles ; où les centres commerciaux, les musées sont accueillants ; des possibilités importantes de recours sont données aux personnes lorsqu'elles se considèrent victimes d'une quelconque discrimination abusive en termes d'école, d'emploi, d'accès aux moyens de communication... » Elles peuvent vivre, selon l'auteur, de manière indépendante dans la communauté, participer à la vie de la cité, faire des choix personnels, disposer de biens et de services leur permettant de mener une existence autonome. Le système anglais par exemple serait orienté vers le maintien de l'enfant dans sa famille et de l'adulte dans le milieu ordinaire, ce qui permettrait une liberté de choix, notamment grâce au versement, à la personne handicapée elle-même, de l'argent indispensable « pour acheter auprès des organisations de son choix les services nécessaires ». (Nous reviendrons sur ce sujet dans la rubrique « Usagers et clients : des termes neutres ? ».)

Dans le même rapport, le placement en famille d'accueil spécialisé est présenté par postulat comme une formule plus positive que la vie en institution, ce qui contredit la défense d'une pluralité de solutions dont l'expérience des quinze dernières années en France montre qu'elle répond à la pluralité des aspirations, des personnalités et des caractéristiques individuelles des personnes handicapées. L'auteur valorise également la mise sur pied de maisons ordinaires communautaires et de foyers locatifs, en ignorant le très fort développement de ce type de formules en France bien sûr, mais aussi dans toute l'Europe (en

Autriche, notamment à Vienne, en Italie – Bologne en est un bon exemple, en Belgique, au Luxembourg, etc.). Par ailleurs, l'auteur semble ignorer que le nombre d'emplois dans les « ateliers pour handicapés » en Allemagne est près du double de celui de la France. De même en Suède avec l'organisme Samhall et en Angleterre avec Reemploy, le nombre d'emplois protégés est particulièrement élevé. Il s'agit d'ateliers protégés très productifs, employant non seulement des handicapés physiques et mentaux, mais aussi des toxicomanes, des exclus sociaux, des malades mentaux, des accidentés du travail, etc. Pour les moins productifs, orientés vers des centres occupationnels, il n'y a pas de droit à l'emploi, l'équivalent des CAT français n'existant pas. Notons également que la Grèce, classée dans les pays intégratifs, ne consacre environ dans son budget d'État qu'un million d'euros par an aux services et institutions spécialisés (deux fois moins que le budget moyen d'un seul institut médico-éducatif français !)

Selon Fardeau, « les systèmes de prise en charge des personnes handicapées dans les pays européens et nord-américains semblent avoir suivi, durant les vingt-cinq dernières années, une inflexion radicalement inverse de celle que l'on observe en France », notre pays étant, selon l'auteur toujours, orienté vers la création d'institutions alors qu'ailleurs le terme même n'existe plus. La France serait donc en retard par rapport aux autres. On répondra que l'usage courant du terme générique d'« institution » en France n'indique pas qu'il y ait plus d'institutions qu'ailleurs. L'institution, dans la France d'aujourd'hui, est radicalement différente de celle des années 1970 et 1980. Comme partout ailleurs, elle est généralement bien implantée dans la cité, à taille humaine et à formes multiples. Les usagers sont, selon leurs besoins, « protégés », « semi-protégés » ou aidés légèrement.

Certaines comparaisons, notamment avec le système américain, à propos des réponses et des choix de vie, sont renversantes. Les auteurs du rapport Fardeau défendraient-ils, au nom des droits de l'homme et de la désinstitutionnalisation, la vie dans la rue ou l'hébergement acheté au moyen de maigres pensions dans de petits hôtels sordides ou les repas servis par les organisations caritatives ? Faut-il rappeler les quelques scènes que tout voyageur a observées avec effarement en se promenant à New York ou à San Francisco ? L'application toute personnelle par Ronald Reagan, à la fin des années soixante-dix, alors qu'il était gouverneur de Californie, des principes de désinstitutionnalisation a abouti, à San Francisco par exemple, à jeter à la rue 5 000 toxicomanes et autant de handicapés mentaux, psychiques ou en fauteuil roulant, dormant dans les parcs, traînant sans but dans les quartiers de Downtown ou de South of Market, ou consommant, après avoir fait la queue, un bol de soupe devant la Glide Memorial Church. De même, la psychiatrie alternative italienne n'a obtenu des résultats probants que dans les régions, notamment du Nord, où la fermeture des hôpitaux psychiatriques s'est accompagnée de la mise en place de multiples alternatives animées par des professionnels : appartements thérapeutiques, coopératives de travail – très analogues à nos CAT –, centres de jour, centres de santé mentale pourvus comme à Bologne de quelques lits d'hospitalisation, etc.

Dans le courant anti-institutionnel toujours, Thérésia Degener (1995) affirme que « la ségrégation et le placement dans des institutions qui ont fait partie intégrante des politiques en matière de handicap pendant tant d'années, ont été placés sur le même pied que la ségrégation raciale et l'apartheid ». Contre cela, ajoute-t-elle, les personnes handicapées ont réclamé égalité et non-discrimination. Plus étonnante encore est la position défendue par Henri Lafay (*ASH*, n° 2188, 10 novembre 2000) au nom de l'Union nationale des associations laïques gestionnaires (UNALG), qui dit souhaiter « libérer les handicapés d'un système institutionnel qui les laisse en dehors de la société », car « les structures d'accueil maintiennent au ban de la société ».

Comment interpréter ces propos tenus par des responsables associatifs qui s'emploient depuis de nombreuses années à créer des institutions et continuent de dépenser beaucoup d'énergie à cet effet ? Le malentendu se situe probablement, comme nous l'écrivions plus haut, autour d'approches dépassées du milieu institutionnel et d'un antagonisme factice entre le tout-institutionnel (qui n'existe plus) et le tout-intégratif (qui n'existe nulle part). Pourtant, l'aide et l'accompagnement des personnes handicapées prennent tout leur sens dans un champ diversifié, décloisonné et riche d'opportunités institutionnelles, semi-protégées, totalement ou partiellement intégratives au sein duquel l'usager dispose de marges de choix, de progrès, de motivation et de décision. Il semble bien que ce soit la voie qui ait été, à juste titre, concrètement empruntée depuis quelques années, même si l'accélération de ce processus, associée à des évaluations quantitatives et qualitatives qui font cruellement défaut jusqu'à présent, est pleinement souhaitable.

4. Dépendance, autonomie et performances individuelles

Depuis quelques années, il semble que la dépendance ait quelques difficultés à être acceptée en tant que telle dans une société qui promeut activement les performances et l'efficacité individuelles. Plusieurs films, des émissions de télévision présentent ainsi des personnes handicapées capables d'accomplir des projets ambitieux et compliqués (le tour du monde en bateau, le calcul mental de racines carrées, la participation au Paris-Dakar, etc.), comme si elles n'étaient acceptables qu'en étant exceptionnelles.

Cette tendance s'inscrit dans une évolution globale récente des attentes à l'égard des individus, censés être responsables d'eux-mêmes, capables de prendre en charge leurs problèmes, de développer leurs capacités et d'être psychologiquement et socialement autonomes. « L'air du temps » (ou « l'ambiance sociale », selon Michel Maffesoli) est à la réhabilitation et à la libération de l'individu, qu'il convient d'aider à se débarrasser des supposées contraintes collectives (bureaucratiques, juridiques, etc.). Mais il est aussi, selon Robert Castel (2001), à la mise en avant et en valeur des individus « mobiles, flexibles, adaptables, performants, polyvalents... » – autrement dit les « gagnants », et en fait les seuls à bien mériter de la modernité sociale. Être autonome et épanoui, dans la société moderne, que l'on soit ou non handicapé, relève de moins en moins d'un apprentissage, d'une motivation, d'un choix individuel mais devient une véritable injonction, à laquelle on n'échappe pas sans un sentiment de culpabilité et de médiocrité. « Chacun est convié à avoir son projet personnel et à développer son potentiel propre [...]. N'importe qui doit s'exposer dans l'action personnelle afin de produire et montrer sa propre existence au lieu de se reposer sur des institutions qui agissent à sa place et parlent en son nom », dénonce à juste titre Alain Ehrenberg (1991). Les notions de prise d'initiatives et de décisions (le fameux *Do it* des Américains), d'autonomie, de changement et de progrès personnels indiquent sans doute moins la confiance placée dans un individu perçu avec un optimisme nouveau que le rapport inédit que les sociétés occidentales tentent de construire avec leurs propres membres : moins directif, laissant en apparence davantage de marge de manœuvre personnelle, mais aussi progressivement moins protecteur et sécurisant. Comme l'écrit avec justesse Jean-Claude Guillebaud (1999), « les libertés nouvelles, les conquêtes souvent obtenues au prix de luttes difficiles, sont des réalités bien vivantes [...]. Aucun groupe humain n'était parvenu à cette cohabitation de libertés différentes, de croyances disparates [...] ; l'ampleur du triomphe est impressionnante. L'inquiétude qu'elle fait naître en nous ne l'est pas moins. Un seuil décisif semble cette fois avoir été franchi au-delà duquel, non seulement la société menace de se défaire, mais l'individualisme lui-même se retourne contre l'individu ; [...] nous aurions outrepassé le stade de la libération pour entrer dans celui de la désaffiliation. »

De même, tout se passe comme si la défense de la légitimité et de l'accroissement des droits des personnes handicapées s'accompagnait de la négation, sous prétexte d'égalité, de leurs contraintes spécifiques; ou encore comme si, pour être acceptées, elles ne devaient laisser paraître aucune gêne mais témoigner au contraire d'une maîtrise de leur existence de préférence supérieure à la moyenne; ou enfin comme si, pour appartenir à la communauté et être reconnu comme l'un de ses membres, il était indispensable d'être ressemblant, et non pas différent. Tel n'est d'ailleurs pas l'avis de Roberto Esposito, spécialiste de philosophie morale et politique (conférence prononcée à l'Université de tous les savoirs, 6 décembre 2000), pour qui être en commun ou en communauté désigne la vie avec des dissemblables, « non avec celui qui nous ressemble ou nous appartient ».

Être soi-même équivaudrait, de plus en plus et presque exclusivement, à l'initiative individuelle pour se construire, s'assumer et réussir sa vie. La responsabilité de soi et de son propre devenir, l'injonction à se dépasser et à trouver ses propres repères deviennent une lourde charge dans une société compétitive, souvent cause de mal-être, de crises d'identité et de renoncements: « fatigués et vidés, agités et violents, bref nerveux, nous mesurons dans nos corps le poids de la souveraineté individuelle » (Ehrenberg, 1998). Élever sans cesse le niveau de compétences et de progrès que tout individu est sommé d'accomplir ne va pas sans provoquer des sentiments quasi permanents d'insuffisance, d'insécurité et d'insatisfaction. Dans ces conditions, quelle place sociale pourrait être celle des handicapés mentaux et psychiques, eux qui sont l'exact opposé de l'homme prétendument moderne, quand bien même on invoque l'égalité des chances pour tous?

Une nouvelle terminologie a fait son apparition il y a quelques années pour marquer une nouvelle étape culturelle, technique dans les réponses au handicap. L'intégration, l'autonomie, l'autogouvernement, la citoyenneté, les projets personnels sont autant d'orientations retenues à juste titre, mais qui se prêtent facilement aux détournements et dérives de toutes sortes. En effet, elles tiennent insuffisamment compte en général:

- du niveau de dépendance et de handicap;
- des besoins de protection matérielle et psychologique ainsi que des processus de socialisation adaptés;
- des capacités intégratives de l'environnement social;
- du niveau de tolérance et de l'équilibre psychologique du milieu familial, et de son propre droit à des choix de vie;

• de l'injonction, en définitive autoritaire, selon laquelle il faut être autonome et responsable, progresser et s'améliorer sans cesse, prendre des décisions toujours plus nombreuses pour éprouver quelque estime de soi ; ce qui revient à demander à des personnes handicapées ce que des personnes considérées comme normales assument non sans difficultés et risques de tensions internes.

Nous ne contestons certes pas les valeurs de l'intégration et de l'autogouvernement. Nous défendons plutôt leur mise en œuvre humaniste, nuancée, adaptée à la pluralité des situations et dans laquelle le sujet est réellement prioritaire. Nous refusons toute politique sociale fondée sur une interprétation erronée et réductrice d'options progressistes, se traduisant par la négation de difficultés individuelles souvent durables et l'abandon social de fait, résultat de la suppression de toute aide sociale et soutien psychologique.

On note déjà depuis plusieurs années des problèmes tangibles, provoqués par des démarches intégratives entreprises sans accompagnement adéquat. Du fait de la modification de l'éventail des réponses, laquelle était humainement et techniquement indispensable (pluralité accentuée, démembrements institutionnels, soutiens en milieu ordinaire, etc.), le positionnement des usagers a radicalement changé : à la passivité et à l'intériorisation des règles au sein des espaces institutionnels (« la culture institutionnelle ») s'est substituée bien souvent, en cas de suivi psychosocial insuffisant, une anxiété accompagnée d'un sentiment de solitude face au monde normal, perçu comme flou et compliqué. Sous prétexte d'autonomie, l'opposition entre l'individualité et le collectif, résultante excessive et dénaturée des remises en cause institutionnelles des années 1960 et 1970, risque de renvoyer la personne handicapée à l'isolement et à l'incertitude. Nous ne croyons pas en effet qu'il y ait qualité de vie et réponse correcte au handicap chaque fois, comme on le dit trop souvent, que l'individu est acteur (et s'il ne peut pas l'être ?) mais plutôt lorsqu'il est reconnu dans sa qualité humaine et sa singularité comme dans sa dépendance et ses besoins propres. Ceci afin qu'il puisse exister tel qu'il est et tel qu'il peut évoluer mais aussi régresser, avec le soutien de son entourage privé et dans le cadre d'une solidarité collective que nous n'opposons pas à l'assistance.

5. Vie privée, vie publique : une distinction possible dans le champ des handicaps ?

Il s'agit là de thématiques particulièrement récentes concernant les personnes mentalement et psychiquement handicapées. Elles illustrent l'extraordinaire évolution du regard collectif. Il n'en reste pas moins que la difficile délimitation entre ces deux espaces est encore accentuée lorsque les moyens d'agir, du fait d'une maladie, d'une infirmité, etc. se trouvent réduits.

Selon Castoriadis (2000), trois sphères s'articulent dans toute organisation sociale avec bien évidemment des poids qui varient selon les cultures ou les périodes :

- la vie privée : la maison, la famille ;
- l'espace public-privé : les lieux où les individus se rencontrent, forment des associations, participent à des manifestations culturelles, etc. ; il s'agit de ce que l'on appelle aujourd'hui la société civile ;
- l'espace public-public : les lieux où s'exerce le pouvoir politique.

Ces trois sphères ne sont pas imperméables les unes aux autres et elles présentent des intersections : des décisions publiques par exemple sont prises pour réglementer ce qui pourrait sembler d'ordre strictement privé (exemples : la loi sur l'interruption volontaire de grossesse, les choix budgétaires sur la santé, la politique de la famille, le PACS, etc.). Par contre, un déséquilibre sensible dans l'importance attribuée à chacune de ces sphères est de nature à limiter la liberté privée ou l'expression associative ou encore les libertés publiques.

D'autres auteurs, juristes ou historiens comme Ariès, Duby, Jeyssié, Leveneur… ont également tenté d'établir des distinctions et des recoupements entre vie publique et vie privée. Ainsi Leveneur (1999), en s'appuyant sur les droits de la personne en situation professionnelle, note que la vie privée a un tracé imprécis bien qu'il soit prévu clairement de la respecter. Depuis la loi du 17 juillet 1970, le code civil (article 9) stipule que « chacun a droit au respect de sa vie privée », ce qui veut dire la protection du secret de la vie privée et le droit de choisir son mode de vie, ses amis… La vie publique, quant à elle, est cette « part de notre vie qui se déroule nécessairement en présence du public, notre participation publique à la vie de la cité […] La vie au travail est une activité publique car elle implique des rapports avec des tiers : collègues, patrons, employés, etc. » (Badinter, 1968).

Dans la vie professionnelle, le salarié ne dispose pas du même secret et de la même liberté que dans sa vie privée, par exemple dans sa manière de s'habiller. L'employeur n'a théoriquement pas de prise sur la vie privée : seules doivent être prises en compte des considérations professionnelles (les aptitudes). Il y aurait donc un cloisonnement entre la vie privée et la vie professionnelle. « Le législateur vise à rendre le plus étanche possible la cloison en évitant au candidat (à un emploi) d'avoir à révéler lui-même des aspects de sa vie privée » (Leveneur). Ainsi un salarié a un lien de subordination avec son employeur mais il est en principe complètement indépendant dans sa vie privée. Cependant, la notion de vie privée peut s'apprécier de manière variable car, selon Leveneur, « il reste que la cloison qui sépare même la vie privée de la vie professionnelle n'est pas totalement étanche : le principe d'indépendance n'est pas absolu et il connaît des exceptions ». C'est le cas par exemple de cette institutrice d'école catholique licenciée pour divorce. Dans le même ordre d'idée et sans qu'il soit question de règles juridiques, telle entreprise peut trouver à se valoriser de la vie privée (ou prétendue telle) de l'un de ses salariés : le film *Le Placard* met en scène la promotion d'un comptable dont la supposée homosexualité peut servir l'image commerciale de l'entreprise.

La délimitation de l'espace privé correspond à une double évolution, celle qui sépare l'espace public du domicile de la famille et celle qui aménage au sein du domicile et du groupe familial l'intimité et l'espace de chacun. Elle n'a pas été atteinte dans les mêmes temps par toutes les classes sociales, la bourgeoisie et les classes aisées disposant de moyens matériels qui ont permis un accès plus rapide à des espaces privés, individuels et collectifs. Une troisième évolution est celle qui élargit la vie privée à ce qui est extérieur à la vie domestique : le temps libre, l'amélioration du pouvoir d'achat favorisent les vacances, les sorties hors travail, la vie associative…

L'existence se partage donc entre :
- la vie publique professionnelle ;
- la vie privée familiale ou collective au sein et hors du domicile ;
- la vie privée individuelle, à l'intérieur et hors du domicile.

Philippe Ariès et Georges Duby (1999) ont montré que la vie privée est une réalité changeante selon les sociétés et selon les périodes ; elle résulte d'une répartition mouvante de l'activité humaine entre la sphère publique et la sphère privée, dont les frontières ne sont ni sûres, ni toujours reconnues. Pour la majeure partie de la population, certains lieux, comportements ou activités caractérisent la vie privée : le coucher, le réveil, la toilette, le domicile, la vie domestique, l'éducation des enfants, les relations conjugales (les désaccords, la sexualité, etc.), les conflits de personnes, la vie familiale… La vie privée aujourd'hui comporterait deux facettes, celle du groupe et celle de l'individu au sein du groupe, dont la constitution a été favorisée par l'expansion économique et la construction de logements plus spacieux et confortables : il n'y a pas si longtemps encore, l'isolement de chacun était impossible dans un appartement, y compris par exemple au moment de la toilette, ou simplement pour disposer d'un petit espace à soi. On était en présence de ce qu'Antoine Prost (*in* Ariès, Duby, 1999) appelle « l'espace public du groupe domestique ».

Mais la vie privée et la vie publique interfèrent également : « La contradiction éclate alors entre l'aspiration à vivre comme privées des situations intenses et le cadre public dans lequel elles se placent » (A. Prost *in* Ariès, Duby, 1999). Dans le secteur de la santé par exemple : le colloque singulier entre médecin et patient s'inscrit dans une politique publique. Autre exemple : le PACS associe un choix privé, parfois marginal, à une reconnaissance publique. Le désir d'enfant lui-même est rattrapé par les débats publics sur la procréation médicalement assistée et les procédures d'adoption. Ajoutons que la vie et les rôles privés sont influencés par les modes véhiculées par les médias. La différenciation public-privé n'est donc pas radicale ; elle n'a pas abouti à la disparition de situations, de lieux, de temps, de comportements ou d'activités intermédiaires ou mixtes.

Ces réalités, dont la complexité est peu réductible, interfèrent avec celles, plus spécifiques, qui concernent les personnes handicapées, par exemple dans l'aménagement des logements protégés (distinction entre les chambres personnelles et l'espace collectif), dans l'information donnée aux usagers sur l'étendue, la durée, les moments des interventions des travailleurs sociaux auprès d'eux, ou encore et surtout dans le respect de la confidentialité pour tout ce qui a trait à la maladie, l'histoire personnelle, la famille ou les projets, etc. Cette notion, essentielle, de confidentialité doit trouver son champ entre l'exigence éthique, les droits des usagers et la responsabilité juridique des professionnels. Le secret professionnel est un élément important de la déontologie médicale, ensemble de règles régissant la conduite des praticiens. Notion plus large, la confidentialité est le maintien du secret des informations ; elle implique la confiance entre deux ou plusieurs personnes. La confidentialité fait débat à un moment où les progrès des technologies de l'information permettent des échanges rapides, multiples et relativement objectifs par opposition à la communication artisanale qui a prévalu très longtemps au sein des institutions, et entre ces dernières et le milieu privé. Elle intervient aussi à un moment où l'individualisme et l'aspiration à des réponses individuelles tentent de contrebalancer le pouvoir des services collectifs. Elle s'inscrit enfin à un moment où l'individu est de moins en moins docile face aux solutions que les experts préconisent pour lui.

Ce qui est en jeu au travers de l'exploration et de la redéfinition de la confidentialité, c'est à la fois la prise en compte de nouvelles pratiques techniques, professionnelles et sociales, la réhabilitation de l'individu dépendant et les responsabilités juridiques des institutions et des professionnels.

Les nouveaux droits des usagers

Intégrité, pouvoir de décision, *empowerment*, droit au choix, etc. sont devenus des thèmes récurrents. L'évolution des politiques sociales du handicap et de la santé comporte l'accroissement des droits des usagers (en Allemagne, en France, en Belgique…) en intégrant ainsi les nouveaux comportements culturels face aux choix personnels et collectifs :

> « Toute personne a droit au respect de sa vie privée et familiale, de son domicile et de ses communications.
>
> Toute personne a droit à la protection des données à caractère personnel la concernant. Ces données doivent être traitées loyalement, à des fins déterminées et sur la base du consentement de la personne concernée ou en vertu d'un autre fondement légitime prévu par la loi.
>
> Toute personne a le droit d'accéder aux données collectées la concernant et d'en obtenir la rectification. »
>
> (Charte des droits fondamentaux de l'Union européenne).

En France, le respect de la dignité de la personne handicapée, de son intégrité morale et physique, la confidentialité des données qui la concernent, l'accès à toute information concernant sa prise en charge sociale et médico-sociale sont prévus explicitement dans la réglementation. Enfin, le libre accès au dossier médical est prévu par la loi.

Pour résumer :

- la personne handicapée doit savoir ce qui la concerne ;
- elle peut rectifier les informations ;
- elle peut en limiter et contrôler leur diffusion.

On se trouve ainsi devant :

- une avancée humaine et démocratique (la protection de la personne) contrebalancée par des limitations de l'action des professionnels et de la collectivité dans son ensemble, qui peuvent être difficiles à appliquer ;
- une nécessité de négociation et de contrat formalisé.

Le travail en équipe, le travail en complémentarité et en réseau

Ces deux formes de coopération se sont profondément transformées et développées ces dernières années et se modifieront encore ; elles sont liées :

• à l'accroissement des qualifications des professionnels avec en corollaire les réajustements hiérarchiques; ceux-ci sont en rupture avec l'ancienne appropriation du pouvoir par une toute petite partie des équipes (médecins et directions d'établissements); ils entraînent un partage des informations et un traitement plus collectif des informations;

• au développement des connaissances qui ont créé de nouvelles spécialisations; elles obligent à des coopérations extérieures: avec un service hospitalier spécialisé, une autre institution plus compétente dans tel ou tel domaine (par exemple, le traitement des conduites addictives);

• à la diversification des réponses: l'institution unique qui traitait tous les problèmes disparaît progressivement; elle se décentre, se rassemble ou se connecte à d'autres; il en résulte des formes diverses d'accueil, d'habitat, d'emploi, de vie sociale: appartements sociaux, emplois semi-intégrés, mixité des lieux de formation ordinaires et spécialisés…; ce phénomène entraîne des interactions beaucoup plus nombreuses et complexes que du temps du « tout-institutionnel »; ces relations sont importantes quantitativement; elles mettent également en contact des partenaires que le secteur de l'action sociale apprend à connaître depuis relativement peu de temps: offices de tourisme, agences de logement, bureaux de l'emploi, entreprises, services de santé mentale…

Il en résulte une circulation plus forte et moins maîtrisable des informations qui rend l'usager perméable au regard des autres (et de beaucoup d'autres).

Enfin, l'ouverture des institutions vers l'extérieur et la normalisation progressive des modes de vie apportent (et heureusement) une série de nouvelles problématiques autrefois absentes ou soigneusement dissimulées: la sexualité, la contraception, la parentalité, les abus sexuels, la maltraitance. Mais avec qui en parler? Comment rechercher des solutions dans la discrétion et le respect de la vie privée alors que ces domaines provoquent souvent de fortes réactions émotionnelles chez les parents, les professionnels et les usagers?

La responsabilité légale des institutions, des professionnels

Nul n'est censé ignorer la loi. La « loi » d'un service ou d'une institution n'est qu'un règlement de fonctionnement, qui ne se substitue en rien aux règles définies par le législateur. Les actes délictueux (viols, agressions ayant entraîné des blessures sur un tiers, cambriolages...) ne peuvent trouver leurs sanctions dans un cadre d'action sociale. Une enquête n'a pas non plus à être menée par les institutions ou les travailleurs sociaux. La confidentialité se transformerait, dans ces deux derniers cas, en une complicité passible de sanctions judiciaires ou en abus de droit. Elle serait également peu structurante pour aider une personne à s'adapter socialement.

Pourtant, l'application de ces principes est rarement aisée : à quel moment, à partir de quel niveau de délit, de quels éléments de preuve faut-il contacter les services de police et de justice ? On sait en effet que toute investigation va entraîner des interrogatoires, et donc diffuser auprès de certains usagers, d'autres services sociaux ou encore du milieu familial des informations portant sur des faits qui ne sont pas vérifiés, et ne le seront peut-être jamais. Là encore, le devoir de citoyen et le devoir de déontologie ne se superposent pas totalement.

Bien évidemment, le respect de la confidentialité est lié au pouvoir de décision et à l'autonomie que l'on reconnaît ou non à la personne handicapée comme au professionnel. Mais sur quelles règles déontologiques, sur quels arguments ce dernier va-t-il s'appuyer pour décider de partager ou non la confidence – la confiance – qui lui a été faite ? En tout état de cause, il semble clair que la confidentialité individuelle et institutionnelle, à savoir la préservation d'informations transmises sous le sceau du secret ou avec promesse de discrétion, ne peut être respectée dans le cas d'actes délictueux suffisamment graves : vols importants, viols, violences à l'égard d'un tiers... Nous soutiendrons la même position, quitte à la nuancer, devant des situations de danger potentiel ou effectif : fréquentation de toxicomanes, sexualité à risque – relations non protégées avec une personne séropositive, actes sadiques et avilissants, conduite automobile dans des phases d'épilepsie non stabilisée, etc.

Plus généralement, les réponses seront à rechercher, du moins pour une part, dans une meilleure définition des positions et des responsabilités respectives des professionnels, des institutions, des décideurs publics, des associations et des usagers au moyen de pactes ou de conventions. Il conviendrait également d'instaurer un travail collectif, associant les personnes handicapées, sur les espaces de décision des uns et des autres à propos de ce qui peut ou non rester confidentiel. Ce dernier point, qui porte sur la transparence des règles du jeu, ne doit en aucun cas demeurer secret car il garantit une certaine honnêteté relationnelle. Enfin, une véritable formation des professionnels dans ce domaine encore très nouveau se révèle indispensable.

6. Intimité, sexualité, parentalité

L'intimité

Toute personne a le droit d'avoir une vie privée, affirme la Charte des droits fondamentaux de l'Union européenne, et d'exiger le droit au respect de son intimité. Mais l'intimité est une notion difficilement saisissable : « ce qui est contenu au plus profond d'un être », « ce que les autres ignorent », « ce qui est intérieur et secret, ce qui est tout à fait privé » nous indiquent les dictionnaires. Il s'agit donc d'informations personnelles non accessibles, que l'on choisit de confier ou non à un tiers. L'intimité renvoie aussi au corps que l'on protège ou que l'on expose – lorsqu'on peut, bien sûr, le décider librement – selon sa personnalité, sa culture, son histoire, ses habitudes, etc.

Il est difficile pour le milieu familial et les travailleurs sociaux, de donner un contenu et un espace concrets à l'intime. Mais ce phénomène est d'autant plus complexe que la dépendance physique et psychique ou les perturbations psychologiques des usagers ne créent pas les conditions suffisantes d'un compromis relationnel équilibré, et nécessaire au tracé des frontières du privé.

Rendre possible la construction des identités personnelles pour laquelle le sujet a besoin de sa famille, de l'école, des institutions et d'expériences de toutes sortes conditionnera la possibilité de défendre son intimité car du coup, il se saura différent et motivé pour faire reconnaître sa singularité et son altérité. Ce n'est donc pas par la mise en cause primaire du milieu familial ou des institutions, considérées parfois comme fondamentalement destructrices, que s'effectuera l'élaboration des identités personnelles, mais au moyen d'une communication ou de pratiques à questionner, à refonder et à améliorer sans cesse, afin que la personne handicapée puisse imposer sa propre image et ses choix affectifs.

L'intimité ne signifie pas repli et fermeture aux autres. Elle est intériorisée mais bien présente dans la manière qu'un sujet a de participer et d'échanger avec le monde environnant. Ne pas le reconnaître revient à réduire la personne, la chosifier et la nier dans ses intentions, ses désirs et sa conscience de soi. Le respect authentique de l'intimité ne se résumera donc pas à celui de la conformité à des consignes uniformes de comportement (frapper à une porte de chambre avant d'entrer, ne pas ouvrir un courrier adressé nominativement, ou ne pas poser de questions trop personnelles, par exemple), sans que cela exclue bien évidemment l'application de telles règles de discrétion et les aménagements des espaces (renoncement aux chambres collectives, distinction entre les locaux d'hébergement et d'activité, toilettes protégées...). Le respect de l'intimité de l'autre est fondamentalement la conséquence de la qualité globale des relations intersubjectives entre un ou plusieurs professionnels (d'une institution ou d'un service), une famille et une personne handicapée, qu'il faudrait sans doute évaluer régulièrement.

Sexualité et parentalité

Contrairement à une idée reçue, la sexualité des personnes handicapées n'est pas un thème proscrit. Elle fait l'objet de nombreuses publications depuis une trentaine d'années, en Amérique du Nord comme en Europe. Une plus grande ouverture sociale des institutions et une meilleure insertion des personnes handicapées ont fait également plus de place à la liberté individuelle et à la vie amoureuse et sexuelle.

Les associations familiales, malgré encore quelques craintes, reconnaissent à la personne handicapée le droit d'avoir une vie affective et sexuelle que les structures d'accueil ont à intégrer et accepter. On reconnaît mieux en effet, non sans ambivalences, sa capacité à devenir adulte, à exprimer des désirs et à chercher à les satisfaire. La position d'A. d'Huyteza (1999) pour l'UNAPEI est tout à fait éclairante : « La personne handicapée mentale est une personne à part entière, ordinaire et singulière. Elle est ordinaire parce qu'elle connaît les besoins de tous, qu'elle remplit les devoirs de chacun et qu'elle dispose des mêmes droits que les autres. Elle est singulière parce qu'elle rencontre des besoins supplémentaires qui résultent d'une déficience intellectuelle et qui appellent une compensation réalisée sous la forme d'un accompagnement adapté, permanent et évolutif. »

Comme le notent Delville et Mercier (1997), « les problèmes touchant à la sexualité et la vie affective sont liés à l'histoire de la personne, à son contexte familial, relationnel, institutionnel et culturel. » Toute aide, quelle qu'elle soit, ne peut donc intervenir que dans le cadre d'une compréhension globale de la personne. Pourtant, deux questions fondamentales accompagnent toute réflexion sur le sujet :

- les personnes handicapées sont-elles capables de vivre une vie affective et sexuelle ?
- y sont-elles autorisées ? en d'autres termes, peuvent-elles décider totalement de leur vie en couple, de leur sexualité ou de leur procréation ?

L'étude effectuée par Delville et Mercier (déjà citée) sur les représentations des parents et des éducateurs apporte des premiers éléments de réponses : moins de 50 % des parents reconnaissent souhaiter des rapports sexuels pour leurs enfants et moins de 25 % souhaitent les voir se marier et avoir des enfants ; ils sont également une majorité (74 %), contrairement aux éducateurs, à penser que ce que recherche une personne handicapée, c'est davantage l'affectivité que la sexualité.

La reconnaissance explicite du droit à la sexualité par la plupart des professionnels est allée de pair avec le changement radical qui s'est exercé dans les institutions ces quinze dernières années, qu'il s'agisse de leur configuration physique et relationnelle (l'ouverture, les échanges, les partenariats...) ou des valeurs qui imprègnent leurs projets. Pour de nombreux auteurs (professionnels, chercheurs), l'éducation sexuelle est un droit de la personne handicapée mentale. Des guides d'intervention utilisés par des enseignants ont été ainsi mis au point en Angleterre et au Canada. Pour d'autres, l'éducation sexuelle s'inscrit dans l'éducation pour la santé, dont les conceptions récentes s'attachent avant tout à amener une personne à prendre soin d'elle-même, et non à lui adresser des injonctions unilatérales sur sa vie privée en excluant par là toute appropriation personnelle. Il est d'ailleurs souhaitable que la décision et l'utilisation des moyens contraceptifs s'inspirent de ce type de démarche, dans laquelle l'autonomie et l'intimité des sujets sont reconnues. Ajoutons enfin que l'accès à une information et à une éducation à la sexualité et à la contraception dans toutes les structures accueillant des personnes handicapées est reconnu par la loi du 4 juillet 2001.

Espaces personnels (en institution ou en famille, notamment), confidentialité, information, groupes de discussion, codécision dans le projet de vie, etc. sont très certainement des facteurs positifs pour construire une parole privée et élaborer des choix quant à la sexualité. Par contre, dans certains cas (déficiences mentales sévères, états confusionnels ou maniaques, etc.), il ne nous semble pas inadéquat d'imposer momentanément ou durablement une contraception, qu'il faudra assortir d'un accompagnement psychologique ou pédagogique, afin d'éviter des naissances d'enfants qui n'ont aucune chance d'être assumés par leurs parents. Il s'agit de décisions difficiles qui ont à être réfléchies et prises collectivement.

Selon le Conseil consultatif national d'éthique pour les sciences de la vie et de la santé (avis du 17 avril 1996), la contraception des personnes handicapées mentales ne peut en aucun cas recevoir de réponse univoque car aucun choix contraceptif ne peut être raisonnablement proposé, si la situation globale de chaque femme et de son partenaire – occasionnel ou non, handicapé ou non – n'a pas été systématiquement analysée. Il faudra également tenir compte de l'origine et des modalités de la demande de contraception. Mais « pour toutes formes de contraception, la difficulté principale reste celle de la validité du consentement libre et éclairé. Les conditions de prescription et de suivi d'une contraception ne doivent pas, par ailleurs, donner prise à un contrôle abusif de la personne handicapée mentale et de ses activités, sexuelles ou autres ».

La question de la procréation demeure, pour les professionnels, les institutions et les familles, un sujet de perplexité et de controverses, plus encore que tout ce qui a trait à la sexualité. Bien évidemment, il ne peut y avoir de position générale sur la procréation des personnes handicapées, indépendamment du niveau de handicap et des capacités d'autonomie psychique et pratique. Mais quel que soit le mode d'hébergement et d'autonomie d'une personne handicapée, qu'elle vive dans sa famille, en foyer d'hébergement ou dans un appartement personnel, la dépendance et le besoin d'aide psychosociale rendent souvent et *a priori* réticents les professionnels et les familles à l'idée de procréation : la personne est-elle apte, intellectuellement et pratiquement, à élever un enfant ? Ne risque-t-elle pas de mettre au monde à son tour un enfant handicapé ? Comment se développera, sur les plans intellectuel et psychoaffectif, un enfant né d'un ou de deux parents eux-mêmes handicapés ? Qui s'en occupera ?

Il nous faut d'abord constater dans les foyers d'hébergement, les services d'accompagnement, les CAT et autres institutions l'aspiration souvent exprimée à une vie normale, incluant aussi, pour certains usagers, le désir d'avoir un ou plusieurs enfants. Près de 13 000 enfants, selon une enquête de l'UNAPEI réalisée en 1995 (Baelde *et al.*, 1999), 5 000 selon d'autres sources, seraient nés de parents déficients intellectuels. L'ampleur de ce phénomène, observée en France mais aussi dans d'autres pays européens, explique l'émergence de réflexions nouvelles. L'étude de J. Faureholm (1999), effectuée au Danemark, présente des informations précieuses sur les parents et le devenir des enfants :

- 1/3 des mères élèvent seules leur enfant et environ la moitié vivent une vie de couple ;
- 1/5 des mères souffrent de troubles mentaux ;
- 1/3 des pères ont un handicap mental ;
- environ 30 % des enfants sont placés ;

- 12,5 % ont un handicap mental;
- 50 % sont moins développés que les enfants de leur groupe d'âge en ce qui concerne le langage, le développement psychomoteur, émotionnel ou social;
- enfin, peu d'enfants sont maltraités.

Ajoutons que selon une étude de l'UNAPEI (1994), 2/3 des mères ne souffriraient que d'un handicap mental léger et que, dans la même proportion, elles sont considérées par leur entourage capables d'élever leur enfant et de lui donner les soins nécessaires. Seule la probabilité du placement de l'enfant mentionnée dans cette enquête est analogue (33 %) à celle de l'étude danoise citée plus haut. La survenue d'un handicap à la naissance serait, d'après des statistiques américaines citées par l'étude de l'UNAPEI, de l'ordre de 25 % si l'un des parents est handicapé et de 50 % si les deux parents le sont.

Les écarts importants des résultats présentés par les rares études sur le sujet incitent à une grande prudence pour en tirer des conclusions générales, qu'il serait de toute façon bien difficile, psychologiquement et pratiquement, d'appliquer. En effet, de quels types de handicaps des parents parle-t-on? Les constats peuvent-ils être les mêmes lorsqu'il s'agit de handicaps biologiques, psychoaffectifs ou sociogènes?

Il est possible simplement de noter que la survenue d'un handicap (génétique ou psychoaffectif) est plus élevée chez les enfants ayant un ou deux parents handicapés. Il est tout aussi possible de relever que chaque situation est particulière, car le vécu, l'histoire, la personnalité et l'environnement familial influent sur le niveau de compétence familiale. On peut observer également des difficultés qui aboutissent au placement et à des mesures de protection de l'enfant, mais aussi constater un équilibre assez ordinaire au sein d'un certain nombre de ces familles particulières. Il nous paraît enfin très souhaitable d'organiser des aides matérielles et psychologiques, pendant la grossesse mais aussi après la naissance et au cours de l'enfance et de l'adolescence: aides à domicile, aides scolaires, guidance familiale, accès privilégié aux crèches et aux haltes-garderies, services d'accompagnement, etc.

Et il est important, sans nul doute, d'apprendre chaque fois que possible aux parents à solliciter eux-mêmes les services sociaux adéquats: une assistance totale aurait un impact sur leur propre image (passivité, infériorisation), leur compétence parentale ne pouvant alors qu'en être affectée.

7. Clients et usagers: des termes neutres?

Dans les définitions traditionnelles, les services publics agissent pour le compte d'usagers, et les entreprises privées ont affaire à des clients. Pour simplifier, les premiers rendent une mission de service public, proposée théoriquement à tous et éventuellement aidée ou financée, totalement ou partiellement, par l'impôt; les secondes tirent chiffre d'affaires et bénéfices de la vente de leurs produits et services à des clients dont elles ont pris soin, au moyen d'études de marché, d'évaluer les attentes réelles ou potentielles.

Depuis quelques années, l'impact de la privatisation complète ou progressive des entreprises et des services publics a largement atténué ces distinctions au profit de la notion de « client ». Celle-ci est censée mieux exprimer la place centrale de l'utilisateur, ainsi que les efforts entrepris pour satisfaire ses demandes, par opposition aux services publics réputés trop uniformes et anonymes.

Assimilé au service public, à la fois dans sa philosophie et son financement, le secteur social ne pouvait être imperméable à ces évolutions. Le terme d'« usager » est, pour certains, lié à l'absence de concurrence. Le service public est en effet généralement associé à un monopole, impliquant l'obligation de faire appel à lui en tout état de cause, que l'on soit satisfait ou mécontent des services qu'il propose. L'usager est alors dans l'impossibilité de choisir son prestataire, de s'en débarrasser si besoin était, d'émettre des propositions, de réclamer une certaine personnalisation, ou enfin, pour nous résumer, d'être dans une relation interactive respectant un équilibre entre les souhaits des uns et les possibilités des autres. Qui donc, en qualité d'usager (handicapé, chômeur, en difficulté sociale, etc.) n'a pas éprouvé un sentiment de colère, d'injustice ou d'impuissance devant une porte fermée à des heures incompréhensibles, un standard téléphonique qui ne répond pas, des calculs de prestations entachés d'erreurs? Sans parler des lenteurs préjudiciables à ceux qui ne disposent que du système allocataire pour vivre, du déploiement considérable d'énergie nécessaire pour accéder à des aides tout à fait légales, empêchant dans bien des cas une démarche d'insertion… L'énoncé des dysfonctionnements des ASSEDIC, des agences de l'emploi, des caisses d'allocations familiales ou des COTOREP serait interminable. Ils ont largement contribué à décrédibiliser le service public, à créer un sentiment de méfiance à l'égard de ses agents et à provoquer chez les usagers ou leurs familles (dans le cas des handicapés mentaux et psychiques) une revendication de contrôle, quelquefois très exigeant et même autoritaire: être le client-roi plutôt que l'usager malmené, objet d'une institution dont les règles semblent, dans bien des cas, destinées à assurer son propre confort ou une paix sociale interne et bien éloignées du sens même de service public – un service *pour* le public.

Ducalet et Laforcade (2000) attribuent à tort, selon nous, la substitution du statut de client à celui d'usager au « passage d'une logique de production de masse à une logique de production plus personnalisée », entendant par là que « l'usager-client est doté de droits et de recours, à l'image du consommateur qui exerce ses droits, soit directement, soit par des associations représentatives ». Mais en quoi la position de client garantirait-elle, « par nature », davantage de droits, y compris de contestation, que celle d'usager ? Quiconque a consommé une seule fois un sandwich dans une boutique d'autoroute témoignera sans peine que son statut de client ne l'a protégé en rien d'un produit qui correspond peu aux normes de l'alimentation humaine. La SNCF, qui affirme depuis plusieurs années une approche commerciale sans faille et une attention personnalisée à ses clients, multiplie les retards alors que, du temps où elle n'avait affaire qu'à des usagers, elle proposait un service inégalé en Europe ! Dans bien des cas, l'accroissement affirmé des droits des « usagers » devenus « clients » ne s'accompagne pas d'une amélioration du service mais de promesses non tenues et de procédures opaques (donc peu utilisées), qui ne garantissent en rien un rééquilibrage du dialogue entre le producteur et le consommateur de prestations.

Dans le champ du social et du médico-social, il nous semble justifié de rapprocher la recherche d'*empowerment* des usagers de la réforme des allocations opérée dans plusieurs pays européens. Certains auteurs, des organisations d'usagers, des décideurs publics ont défendu l'idée que la position de client n'avait de sens que si lesdits clients finançaient directement les prestations choisies par eux. En termes technocratiques, il s'agit de solvabiliser la demande (l'individu) au détriment de l'offre (le service collectif). En France, le MEDEF (le patronat) est un chaud partisan de cette orientation ; les pays nordiques, le Royaume-Uni, les Pays-Bas ont d'ores et déjà mis en place un système d'« allocations personnalisées » – au stade de l'expérimentation en Italie et en Allemagne – censé augmenter le contrôle, l'autonomie et la qualité de vie des personnes handicapées. Ce courant trouve son origine dans les années 1970 aux États-Unis et en Europe : des handicapés physiques organisent et gèrent eux-mêmes leurs services d'assistance aux actes de la vie quotidienne dans le cadre du mouvement pour la vie autonome qui se crée à l'époque. Ce dernier prône l'autodétermination, l'autonomie des usagers et la mise à distance des institutions et des professionnels. Comme l'écrivent Waterplas et Samoy (2001), « la personne handicapée connaissant le mieux sa propre vie, c'est elle qui devrait choisir et former les personnes qui l'assistent et déterminer leurs tâches, leurs horaires et leur lieu de travail en fonction de ses besoins individuels, ses capacités, ses conditions de vie et ses aspirations personnelles. La meilleure façon de réaliser cet objectif est de fournir à chaque personne handicapée les moyens financiers lui permettant d'embaucher elle-même ses propres assistants ». Les résultats attendus portent sur trois points : l'élargissement du choix des prestations et des prestataires, l'accroissement du pouvoir des personnes handicapées par rapport aux professionnels, la diminution des coûts financiers pour la collectivité.

Les premiers constats établis par Waterplas et Samoy décevront rapidement ceux qui, en Europe, font de l'allocation personnalisée une approche novatrice en termes d'émancipation des personnes handicapées :

• celle-ci est liée à un modèle anti-institutionnel, anti-technique, opposé aux structures collectives et profondément ancré dans une philosophie individualiste et libérale, postulant un consommateur averti, autonome, compétent et capable parfois d'employer directement ses « assistants » ;

• elle suppose la mise en concurrence de différents prestataires alors que ceux-ci sont déjà en nombre insuffisant ;

• elle amalgame les dépendances des handicapés physiques et celles des handicapés mentaux et psychiques alors qu'elles ne sont pas de même nature et ne réclament en aucune façon les mêmes réponses ;

• elle remplace en fait, pour beaucoup, et notamment pour les handicapés mentaux et psychiques, l'accompagnement psychosocial des professionnels par le renforcement des interventions familiales. Il est difficile d'imaginer en effet que cette population puisse commander ses prestations, ce rôle revenant alors aux parents. La question est donc de savoir s'il est intéressant pour l'autonomie psychique et sociale des personnes handicapées que le milieu familial proche accroisse son influence ainsi que, corrélativement, ses propres charges, généralement déjà assez contraignantes ;

• elle réduit le rôle des professionnels à celui d'exécutants de tâches matérielles et crée un statut de salarié au rabais ;

• il sera impossible, sauf à modifier qualitativement et quantitativement les prestations, de généraliser le système d'allocations personnalisées à tous les publics et de respecter une suffisante diversification des solutions – alors même qu'il est à craindre que des restrictions budgétaires mettent à mal le dispositif actuel d'institutions et de services.

Il conviendrait plutôt de multiplier les espaces formels et informels d'information, de communication et d'échanges à l'intérieur du système institutionnel ou en milieu ordinaire, afin de favoriser les compromis entre les points de vue et de laisser place aux références personnelles, à la singularité et à l'histoire propre des usagers ainsi qu'à une écoute plus fine de l'évolution de leurs demandes. L'élargissement des choix de vie ne signifie certainement pas de mettre les usagers dans la situation élitiste, ardue et tendue de créer et de gérer eux-mêmes un dispositif de réponses. En revanche, la pluralité déjà bien amorcée des formules d'existence, l'évolution adaptée des prestations financières en fonction des capacités d'autonomie et des aspirations individuelles et une bonne formation des professionnels sont de nature à assurer des garanties correctes de souplesse et de personnalisation des services. On ne voit pas comment le modèle marchand serait particulièrement apte, dans le secteur social, à les fournir.

Enfin, la modernisation réelle des administrations, qui fait l'objet de consensus explicites depuis plus d'une vingtaine d'années, l'accès véritable aux droits sociaux et la bonne tenue des services publics (spécifiques ou non) nous semblent représenter des objectifs autrement plus intéressants pour la satisfaction et l'insertion des personnes en difficulté que la montée en épingle du statut de client.

4

LE QUOTIDIEN DES PERSONNES HANDICAPÉES

Ce chapitre rend compte des résultats de deux enquêtes de terrain réalisées par l'Association de recherche et de formation sur l'insertion (ARFI). La première enquête s'appuie sur des questionnaires qui s'adressent aux personnes handicapées elles-mêmes, à leur famille et aux professionnels qui les encadrent. Elle vise à mieux cerner le vécu des libertés et l'exercice des droits individuels dans les domaines de la vie privée et de la vie professionnelle. Cette enquête a été réalisée sur onze sites qui se sont portés volontaires (centres d'aide par le travail, foyers d'hébergement, services de suite).

La seconde étude a été réalisée à partir de situations réelles : une vingtaine d'entretiens semi-dirigés filmés et quelques études longitudinales. Elle permet d'approcher, par la diversité des situations étudiées, le vécu des relations affectives et sexuelles, le vécu du handicap, le rapport à l'institution, les représentations de la vie sociale et professionnelle. Elle est complétée par une enquête portant sur des personnes handicapées en situation de parentalité.

1. L'enquête par questionnaires

Méthodologie

Cette enquête a été réalisée à partir de deux séries de questionnaires qui concernaient respectivement la vie privée (habitat, rapport au corps, relations sociales et affectives, vie sexuelle) et la vie publique (vie professionnelle, loisirs, possibilités d'expression). Pour chacun de ces deux grands thèmes, ont été interrogées les personnes handicapées elles-mêmes, des familles et des professionnels les encadrant. Le but était à la fois de cerner au plus près les représentations de chacun de ces groupes (usagers, familles, professionnels) mais aussi de les comparer.

La diffusion des questionnaires s'est faite dans onze sites. Dix d'entre eux sont répartis sur le territoire national et le dernier est au Luxembourg. Les sites concernés ont été préparés à la méthode de passation du questionnaire.

Une première réflexion a concerné la recherche des meilleures conditions pour que les personnes handicapées répondent au questionnaire, sans être influencées : la plupart d'entre elles ne lisant pas, la passation nécessitait en effet une assistance. Le sujet même de l'enquête, l'intimité, imposait des précautions pour que les personnes répondent le plus sincèrement possible.

Plusieurs étudiants en psychologie ont été formés à la passation de ce questionnaire et se sont rendus sur les différents sites de recherche. La passation s'est faite en présence d'un étudiant formé et de l'éducateur référent de la personne handicapée, qui était présent chaque fois que la personne handicapée le demandait, mais avait pour consigne de ne pas intervenir.

Résultats

Les questionnaires retournés sont au nombre de 443, dont 269 remplis par des personnes handicapées. Sur ces 269, 113 ont répondu au questionnaire sur la vie publique et 156 à celui concernant la vie privée.

Parmi les 174 autres questionnaires, une centaine (les deux tiers sur la vie privée et un tiers sur la vie publique) ont été remplis par des familles. Enfin, les 75 questionnaires des professionnels qui ont répondu se répartissent également entre vie privée et vie publique.

Chaque personne handicapée et chaque famille remplissaient, outre le questionnaire, une fiche individuelle qui enregistrait quelques caractéristiques identitaires. Tous les questionnaires sont, bien entendu, anonymes.

Analyse des résultats du questionnaire sur la vie publique

L'enquête Activité et vie publique menée auprès de travailleurs handicapés, de leur famille et de professionnels de CAT a abordé plusieurs domaines :

- la vie professionnelle ;
- l'expression/représentation.

La vie professionnelle

Plusieurs questions portaient sur l'orientation professionnelle et l'adéquation de cette orientation avec les capacités et les désirs des intéressés. Globalement, les personnes handicapées sont satisfaites de leur orientation professionnelle (87 %). Leur famille et les professionnels partagent cet avis (90 %).

Un nombre important de travailleurs handicapés (86 %) pense que les emplois proposés correspondent bien à leurs capacités. Ils sont d'autant plus satisfaits qu'ils ont une place en CAT, souvent, après un parcours de vie plus ou moins chaotique. D'autre part, leur connaissance du milieu ordinaire de travail, probablement acquise par les détachements individuels et collectifs en entreprise, par des stages, par les expériences ou tentatives d'emploi antérieures à l'admission en CAT leur permettent de mieux évaluer leur besoin d'accompagnement.

Par ailleurs, un travailleur de CAT sur deux estime qu'il a eu le choix de l'établissement où il travaille.

Peu de travailleurs répondent aux questions concernant les possibilités de changer de CAT et de travailler à temps partiel ; ce constat est aussi valable pour les familles. À ce propos, il est important de souligner qu'en CAT, l'activité à temps partiel est encore peu pratiquée : elle concerne 6,9 % des employés handicapés (*INFODAS*, février 2000). Le changement de CAT, pour un travailleur handicapé, est rarement envisagé. Il est probable que, dans les établissements, l'information sur les possibilités de changement ne soit pas donnée. La logique de « placement » serait-elle encore prégnante ?

Concernant la rémunération, deux tiers des travailleurs de CAT la considèrent comme équitable. Les familles, quant à elles, se montrent plus interrogatives (44 %). La rémunération des travailleurs de CAT se base sur un calcul complexe, ce qui explique qu'un travailleur sur deux ne comprenne pas comment il est payé. Pourtant, les professionnels estiment qu'ils font le nécessaire pour expliquer le calcul du salaire (87 %). Manifestement, la formation des travailleurs de CAT dans ce domaine est insuffisante et devrait probablement être mieux adaptée.

Nous avons cherché à cerner ensuite les représentations des professionnels de CAT sur la façon dont était déterminé le salaire direct des travailleurs handicapés. Pour 60 % des professionnels, le salaire direct de chaque travailleur est fixé en équipe. Parmi eux, 80 % ont formalisé des critères précis. En revanche, pour 20 % des professionnels, le salaire direct perçu par les travailleurs handicapés est identique et non variable. On constate qu'il n'existe pas de règle dans la détermination de celui-ci. Les réponses des professionnels montrent la diversité des pratiques, d'une structure à une autre. Une politique salariale homogène pour l'ensemble des centres d'aide par le travail fait défaut et cela a pour conséquence de rendre les travailleurs dépendants de la politique de chaque établissement. Pourquoi ne pas imaginer une convention collective, à l'image de ce qui existe pour les personnels éducatifs ?

En lien avec la vie au travail, on constate que l'absentéisme occasionnel des ouvriers, lorsqu'il est justifié, semble être bien accepté par les professionnels. En effet, plus de trois quarts des travailleurs handicapés interrogés peuvent s'absenter pour raisons personnelles, familiales, ou pour une raison médicale. La quasi-totalité des professionnels (98 %) pensent que les travailleurs peuvent s'absenter pour les raisons évoquées.

En ce qui concerne le suivi global de l'adulte handicapé, il semble que les politiques partenariales développées par les CAT avec les services de santé, d'hygiène mentale et les services sociaux soient très variables d'une structure à l'autre. 67 % des professionnels estiment en effet que des contacts entre la structure et ces différents services existent. Ce constat est partagé par les travailleurs handicapés qui bénéficient d'un suivi médical et/ou social à l'extérieur du CAT. Ils représentent environ un quart des travailleurs interrogés.

Le suivi psychiatrique est conseillé par les professionnels dans 48 % des cas, tandis que 20 % des travailleurs ont le sentiment qu'on les oblige à voir un médecin psychiatre. Il en est de même pour le suivi de médecine générale (48 % également). Ces résultats témoignent de la vigilance des personnels de CAT envers la santé et le bien-être des travailleurs handicapés de leur établissement.

Les questions suivantes portaient sur des domaines plus intimes : image du couple, mariage et désir d'enfant. On observe, dans ces domaines, une grande divergence entre l'avis des travailleurs et celui des professionnels. En effet, selon les ouvriers, le CAT constitue un espace de travail, ce qui justifierait le peu d'expression de leur part sur ces sujets. Alors que les professionnels se considèrent comme des interlocuteurs sur ces questions du fait de la double vocation du CAT, professionnelle et sociale.

Les fonctions de soutien et d'écoute sont présentes de manière variable : elles dépendent de l'organisation du CAT, de sa politique et des moyens humains ou organisationnels qu'il se donne pour les réaliser.

L'expression

Les professionnels sont unanimes pour affirmer que la possibilité d'expression des travailleurs handicapés existe bien dans le cadre de l'institution. Même si le constat est plus nuancé de la part des travailleurs, ceux-ci affirment globalement qu'ils ont la liberté de donner leur avis sur le projet de la structure, au sein de réunions ou d'instances officielles.

Dans les CAT, qui sont des structures pour adultes, il est habituel que les familles soient peu informées du fonctionnement institutionnel. Les conseils d'établissement, où doivent siéger des représentants des familles, sont, de fait, très peu souvent mis en place. Cependant, il existe d'autres formes de concertation (réunions, soirées-débats) qui permettent d'impliquer ponctuellement l'environnement proche des travailleurs.

Au sein de la structure, pour les ouvriers, des modalités d'expression diverses (réunions d'atelier, réunions de délégués, commission repas, etc.) existent bien, puisque la majorité des travailleurs a le sentiment de pouvoir s'exprimer sur le fonctionnement. En cas de désaccord par rapport à une décision institutionnelle, les professionnels estiment que les travailleurs handicapés ont des recours possibles à l'extérieur. Les intéressés eux-mêmes, ainsi que leurs familles, sont plus mitigés sur cette question. Il est à noter que les modalités de recours n'existent pas dans la réglementation : le recours à un médiateur, prévu dans la loi du 2 janvier 2002, n'est toujours pas possible à ce jour.

Ces dispositions concernent aussi le règlement intérieur de la structure : existe-t-il toujours ? Dans l'affirmative, est-il intégré par les acteurs, est-il diffusé auprès du travailleur et de sa famille ? Les réponses à ces différentes questions mettent en évidence la diversité des pratiques d'une structure à l'autre.

Pour ce qui est des sanctions, le constat est le même que pour les voies de recours : il existe un fossé entre l'avis des professionnels et celui des travailleurs. Les travailleurs de CAT ne relevant pas du code du travail, là encore, nous sommes confrontés à l'extrême diversité des différentes politiques institutionnelles.

Conclusion

Qu'il s'agisse de la politique salariale, des instances de concertation et d'expression, de la politique en matière de recours ou de sanction, il y a nécessité forte de réguler, d'organiser et d'homogénéiser les pratiques des différents CAT. Aujourd'hui, le statut du travailleur handicapé souffre d'une délimitation floue de ses droits (de ses devoirs?) qui le met en porte-à-faux vis-à-vis du salarié de droit commun. Il devrait bénéficier de règles de droit plus équitables et plus claires.

Analyse des résultats du questionnaire sur la vie privée

L'habitat

À la question : « Avez-vous choisi votre lieu de vie ? », seules les personnes vivant dans leur propre logement déclarent majoritairement avoir eu le choix (62 %), contrairement aux personnes vivant dans leur famille ou en foyer. L'accès au choix serait encore moins probant pour ceux qui vivent dans leur famille (66 % n'ont pas choisi). Cependant, quels que soient le lieu et l'accès au choix, la majorité des interrogés est satisfaite de ses conditions d'habitation ; les familles pensent très majoritairement que leur enfant est satisfait (82 %).

Concernant la possibilité de disposer d'un lieu personnel, la majorité des personnes qui vivent en foyer en ont la clef (68 %), alors que seulement 32 % de celles vivant dans leur famille la possèdent. Le point de vue des professionnels et des familles le confirme.

Au-delà du questionnaire, les items liés à l'habitat posent la question du choix du logement, de l'existence d'un espace personnel, privé, respecté. Comment sont traitées en équipe toutes ces questions, quand la dépendance contraint l'environnement à « se mêler » de tout ce qui concerne la vie privée ? Comment se traduit le sentiment d'appropriation d'un lieu, d'un espace à soi ? Pour certains, le sentiment d'être chez soi ne peut être lié qu'à la famille. Exemple :

> Un résident de foyer communautaire ayant vécu plusieurs années en milieu hospitalier demandait chaque week-end, peu de temps après son admission, « une permission pour aller chez lui », c'est-à-dire au domicile de sa grand-mère… Bien des années plus tard, lorsqu'il évoque son chez-soi, il fait allusion au Nord, région qu'il a habitée il y a plus de vingt ans, dans sa jeunesse ; il ne peut dire « chez moi » lorsqu'il parle du foyer, alors que c'est son domicile depuis vingt-cinq ans…

Si la possibilité de choisir son mobilier lors de l'installation en foyer est un des éléments de l'intimité, ce n'est pas le seul. L'essentiel est dans la possibilité d'en faire un espace privé, ce qui suppose en particulier la possibilité d'en détenir les clés et la garantie d'une non-intrusion dans l'espace personnel…

Une personne sur deux n'aurait pas le choix de son mobilier en foyer. Cependant, cette réalité ne traduit pas obligatoirement un manque de respect de l'espace de la personne ou de son intimité. Il est plus important de se soucier de la question de l'appropriation de l'espace et des moyens pour y parvenir : décoration personnalisée, liberté dans l'organisation du rangement, etc. Il est souvent remarquable de voir combien les espaces collectifs en foyer sont peu investis par les objets personnels des résidents alors que les chambres sont parfois surchargées, comme des mini-appartements reconstitués. La conception du foyer, selon qu'il s'agit d'une petite communauté de six à huit résidents au sein d'un pavillon inséré dans la cité, où tout se fait avec les éducateurs, ou d'une résidence de 25, 30 ou 40 lits voire plus, avec restauration collective, aura, bien sûr, une influence sur ce sentiment d'appropriation des espaces comme lieux privatifs.

Corps et hygiène

On peut faire l'hypothèse d'une certaine réticence des personnes handicapées dans les réponses aux questions les amenant à reconnaître un besoin d'aide et de soutien dans ce domaine. Cette réticence et certaines réactions de prestance traduisent un désir d'autonomie, en décalage avec l'autonomie réelle évaluée, notamment, par les professionnels... Ce qui explique qu'à la question portant sur l'aide à la toilette, les personnes handicapées répondent largement que celle-ci n'est pas nécessaire, alors que familles et les professionnels pensent le contraire.

D'après les réponses, il semble qu'il y ait un respect de l'intimité pour tout ce qui tourne autour de la toilette : chacun peut s'isoler et la pudeur est respectée. Cependant, là encore, au-delà des réponses, la question du respect de l'intime, de la « bien-traitance », à partir de la nécessité d'aide, est posée aussi bien pour les professionnels que pour les familles... De quoi se mêle-t-on ? Quelles sont les limites de l'intrusion dans une aide à la toilette ? De quel choix dispose la personne handicapée dans l'aide qu'on lui apporte ? Comment est-ce pensé, parlé, négocié ?

Les questions concernant le choix des vêtements sont aussi révélatrices bien souvent de la façon dont est ou non respectée la sphère privée et intime de l'individu. Cela pose également la question de l'éducation au choix.

Ces quelques exemples de situations vécues appellent la réflexion.

• Que dire à un résident qui, contre vents et marées, vient travailler au CAT, dès qu'il en a l'occasion, en costume trois pièces ?

• Que dire de ce professionnel jeune qui, chargé d'accompagner un résident d'une soixantaine d'années acheter des vêtements, revient avec un pantalon de jogging très branché et bariolé, alors que le résident en question porte habituellement des vêtements très classiques...

• Comment réagir face à cette résidente qui, dans les magasins, n'est attirée que par les vêtements de fête pailletés ou ceux comportant des dessins de Walt Disney ?

• Que faire quand un résident refuse de se laver alors qu'il dégage une odeur inconvenante ?

Y a-t-il des normes d'hygiène que l'on peut appliquer à tous ? On voit bien que les professionnels ont à naviguer entre une éducation relativement normative et le respect de l'individualité, des goûts et des habitudes, que les personnes handicapées n'arrivent pas toujours à défendre eux-mêmes... Là encore les équipes de professionnels, mais aussi les familles, ont à se poser les questions qui concernent le respect de l'intimité et de la personnalité de l'usager : coquetterie, plaisir, désir ou non d'être propre, agréable au regard de l'autre, etc.

Communication et relations avec l'extérieur

Les personnes handicapées ont répondu qu'elles peuvent recevoir chez elle une personne de leur choix : à 88 % quand elles ont leur propre logement, à 70 % quand elles habitent en famille et à 60 % quand elles habitent en foyer. Par contre, seulement 54 % lorsqu'elles habitent en foyer et 50 % en famille peuvent s'isoler avec la personne invitée.

En matière de communications téléphoniques, la majorité des personnes handicapées disent pouvoir appeler ou être appelées. Cependant, 72 % de celles qui habitent en famille et seulement 40 % de celles qui vivent en foyer ont répondu qu'elles avaient la possibilité de s'isoler durant leurs communications. Il est à noter que sur ce sujet, il y a un décalage entre les perceptions des professionnels et celles des usagers puisque les professionnels répondent en grande majorité (73 %) que les personnes handicapées ont la possibilité de s'isoler.

Ces éléments de restriction de l'intimité ont des conséquences évidentes sur le développement possible des relations sociales et affectives des personnes handicapées et donc sur leur autonomisation. Ils doivent faire réfléchir les professionnels et les familles sur ce qui est induit par la limitation des espaces privés. La difficulté qui semble surgir pour s'isoler est-elle matérielle, due à un manque d'espace ? Ou bien est-elle liée à un souci de recréer un climat familial en foyer (et

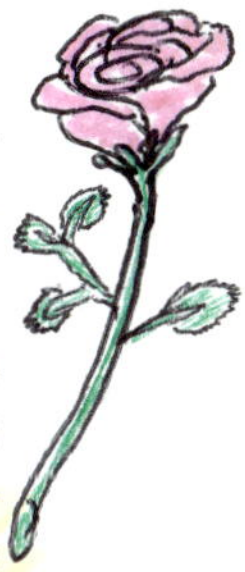

ne pas avoir chacun sa ligne téléphonique dans sa chambre par exemple) ? Ou s'agit-il d'un besoin de contrôle, qu'il soit institutionnel ou familial ?

Enfin, les réponses aux questions « Qui ouvre le courrier ? », « Où est-il adressé ? », montrent que plus de la moitié des usagers, qu'ils vivent en famille ou en institution, n'ouvrent pas leur courrier administratif eux-mêmes. Et seulement 63 % des personnes handicapées en famille ouvrent leur courrier personnel. Se pose ainsi la question de la domiciliation du courrier. Famille ou institution, quel est le choix de l'intéressé ? Le courrier est-il systématiquement domicilié au foyer ? La famille peut parfois être mise de côté. Il convient donc d'être vigilant sur les enjeux qui peuvent exister entre la famille, les institutions et les différents intervenants à ce propos.

D'autre part, « Le personnel ou les familles qui ouvrent le courrier en informent-ils les personnes handicapées ? » Faut-il former les personnes handicapées à la gestion des documents administratifs chaque fois que cela est possible ? La gestion du courrier administratif étant parfois complexe, est-ce une manière pour les professionnels ou les familles de se simplifier les tâches ? Ou bien s'agit-il d'avoir la maîtrise de l'information ? Ne pas pouvoir ouvrir son courrier représente inévitablement un frein à l'instauration de relations affectives. Quant aux personnes qui reçoivent leur courrier directement, en comprennent-elles le contenu, le montrent-elles toujours à quelqu'un ?

Alimentation

Il a été difficile d'aborder ce thème. Ce qui relève de l'alimentation est essentiel dans la prise en compte de l'intimité et renvoie à des liens très précoces qui, pour un bon nombre de personnes handicapées, ont été perturbés. Cela concerne aussi bien l'odeur et le goût de la cuisine que le plaisir de savourer une préparation culinaire « maison », ou cclui de choisir ses aliments. Cela comprend aussi la possibilité de pouvoir prendre ses repas selon une temporalité propre à chacun.

Le cadre des repas est très important. La convivialité s'accorde mal avec celui d'un réfectoire collectif, type cantine, où les repas sont servis dans de la vaisselle impersonnelle, sur une table sans nappe.

L'alimentation est marquée par des spécificités propres à chaque famille, à chaque culture et à chaque société, et entre largement dans la structuration identitaire de chaque individu. Elle est également en rapport avec les liens précoces. Des attitudes pathologiques vis-à-vis de l'alimentation sont particulièrement fréquentes, significatives de perturbations de l'enfance, liées au handicap lui-même ou aux consé-

Bugaïska = 03,80,39,57,28

quences d'un long passé institutionnel. L'alimentation est enfin marquée par de nombreux principes qui, au nom de l'hygiène de vie, instaurent des règles diététiques qui deviennent autant de préceptes moraux (pas de sucre, pas de sel, pas de graisses, etc.).

Parmi les résidents de foyer, 56 % disent pouvoir choisir leur nourriture. Ce taux est supérieur à celui des personnes vivant dans leur famille qui, elles, n'ont pas accès au choix de leurs repas dans plus de la moitié des cas. Les institutions se dotent de moyens divers pour permettre à leurs usagers une plus grande souplesse et diversité dans l'organisation des repas. Chaque institution a en effet ses stratégies spécifiques :

- possibilité pour les résidents de prendre leurs repas dans leur studio ;
- organisation de repas améliorés, à thème ou préparés de façon collective par les usagers et les éducateurs ;
- repas pour lesquels le cadre peut être modifié : nappes sur les tables, vaisselle différente.

Par ailleurs, notons que la moitié des personnes interrogées répondent qu'elles peuvent disposer de réserves de nourriture dans leur logement.

Suivi médical

Le libre choix d'un médecin est un élément essentiel pour l'instauration d'une relation thérapeutique. C'est une demande très fréquente des personnes les moins jeunes lorsqu'elles entrent en institution, parce qu'elles ont eu l'expérience de liens solides avec un médecin. D'autres résidents de foyer n'ont pas cette expérience pour diverses raisons : ils n'ont jamais eu d'autonomie suffisante pour faire ce choix, ou bien leurs difficultés relationnelles rendent difficile l'instauration d'une relation avec un médecin.

Parmi les personnes résidant en foyer, 30 % peuvent choisir leur médecin, alors qu'elles sont 51 % quand elles résident en famille. Dans de nombreux cas, en particulier quand la personne elle-même ne choisit pas son médecin, un tiers intervient entre le médecin et le patient. Qu'en est-il alors de la confidentialité ? La personnalisation des liens est-elle possible ? Il est important de souligner que les professionnels ont peut-être une réaction défensive sur ce sujet : 80 % d'entre eux pensent que les usagers peuvent choisir leur médecin.

Un autre aspect du suivi médical comprend les explications données sur le traitement médicamenteux : 55 % des personnes résidant en famille répondent avoir reçu une explication sur leur traitement, alors qu'elles sont 62 % lorsqu'elles vivent en foyer et 72 % en appartement. Il est important de réfléchir à la façon de donner des explications à une personne handicapée, en tenant compte de son niveau de compréhension et de ses craintes en rapport avec la représentation qu'elle a du fonctionnement de son corps. Cette démarche demande, de la part des professionnels, du temps et une formation. Cette formation concerne le personnel éducatif, bien sûr, mais aussi les médecins, qui devraient mieux connaître le mode de fonctionnement psychologique de la personne handicapée. Cela pose le problème de la collaboration entre équipe médicale et équipe éducative, ce qui n'est pas sans poser certaines questions éthiques.

L'équilibre entre la circulation des informations concernant le patient du médecin à l'équipe éducative (ou à la famille) d'une part, et la préservation du secret de la relation médicale d'autre part, est difficile à trouver et doit faire l'objet d'une réflexion pour chaque usager. Dans les réponses données par les professionnels, 91 % disent être en contact avec le médecin traitant et 76 % avec le psychologue ou le psychiatre, ce qui pose question quant à la confidentialité.

Une aide ou un contrôle dans la prise des médicaments est proposée à 40 % des personnes en foyer, à 20 % des personnes vivant en appartement et à 12 % des personnes vivant dans leur propre logement. Ces réponses des personnes handicapées sont très discordantes avec celles données par les familles ou les professionnels. Les professionnels répondent qu'ils exercent une aide ou un contrôle dans 94 % des cas et les familles dans 63 % des cas. Ceci peut avoir différentes explications : la non-reconnaissance de l'aide apportée par l'entourage ou la gêne des personnes interrogées pour reconnaître leur dépendance dans la prise des médicaments. Là aussi, une rigueur et une vigilance accrues doivent s'exercer de la part des professionnels : combien de traitements sont renouvelés sans que l'on sache quel symptôme a motivé sa mise en place ? Certains traitements sont instaurés à partir de la plainte de tiers et non à la demande de la personne concernée. Ceci peut concerner la prescription de psychotropes, en particulier les hypnotiques, qui sont parfois prescrits davantage pour le confort institutionnel que dans l'intérêt du patient, lequel peut avoir un rythme de sommeil tout à fait personnel.

Vie affective et sexuelle

Un des premiers axes explorés concernait la possibilité pour la personne interrogée de parler à quelqu'un de son entourage de sa vie affective et sexuelle. Seulement la moitié des personnes vivant en foyer d'hébergement ou dans leur propre appartement répondent positivement. Ce taux de réponse est encore plus faible pour les personnes vivant dans leur famille (43 %).

Il y a là une donnée importante à prendre en compte. Les adultes handicapés ont souvent peu accès à l'information sur la sexualité. Ceci pour des raisons multiples. La plupart ne sont pas passés par le système scolaire, ce qui leur aurait permis de recevoir un minimum d'information sexuelle et d'acquérir des connaissances sur la physiologie. Beaucoup ne maîtrisent pas suffisamment la lecture pour aller chercher les informations dans les livres. Ils ne sont pas non plus toujours à même d'interpeller les professionnels compétents sur ce sujet, ce qui suppose une connaissance des structures de soins et de prévention qu'ils n'ont pas toujours. Les familles sont souvent encore plus en difficulté pour donner des informations. Cela les renvoie à des angoisses très profondes concernant la problématique du handicap où se mélangent culpabilité et fantasmes autour de la sexualité de la personne handicapée et de ses capacités de procréation. C'est ainsi que, dans un certain nombre de cas, la sexualité est déniée.

Sont ensuite abordés les projets de vie d'adulte de la personne handicapée : projets de vie sexuelle, de vie de couple ainsi que le projet de procréation. Ce sont les aspects les plus essentiels et les plus intimes de la vie d'un adulte. Une relation affective de type amoureuse est possible pour 66 % des personnes vivant en foyer, 76 % de celles vivant dans leur propre logement et 78 % de celles vivant dans leur famille. Concernant la possibilité d'avoir des relations sexuelles sur leur lieu d'habitation, les pourcentages sont moindres, avec les taux les plus faibles (12 %) pour les personnes habitant en foyer.

Vivre en couple serait possible pour 40 % des personnes résidant en foyer, 60 % de celles vivant dans leur propre logement et 52 % de celles vivant dans leur famille. Ce projet ne serait donc pas réalisable pour environ la moitié des personnes handicapées interrogées. Est-ce lié à une interdiction ou à une résistance de la part de l'entourage, qu'il soit professionnel ou familial ? Ou bien est-ce la personne elle-même qui s'interdit, du fait de son handicap, tout accès à une vie d'adulte avec ce que cela impliquerait au niveau d'une identification à ses parents ?

Concernant la possibilité de créer une famille, les pourcentages sont encore plus faibles, avec 24 % de réponses positives parmi les personnes vivant en foyer, 52 % parmi celles vivant dans leur propre logement et 53 % parmi celles qui sont en famille. Cette question était une façon d'aborder le désir d'enfant, problématique essentielle pour chaque adulte, pourtant peu abordée par l'entourage ou par la famille. Cela renvoie aux craintes concernant la sexualité de la personne handicapée, aux incertitudes quant à ses capacités de parentalité ainsi qu'à la crainte de transmission du handicap.

Le dernier aspect abordé est celui de la contraception. On constate un taux important de non-réponses à toutes les questions concernant la contraception, qu'il s'agisse de ses modalités ou de son caractère obligatoire pour rester dans la structure. Est-ce par pudeur, par incompréhension du terme utilisé, du fait d'une non-utilisation de la contraception ou d'une absence de vie sexuelle ? Concernant l'utilisation d'un moyen contraceptif, entre 36 et 40 % des personnes interrogées répondent par l'affirmative, mais ne peuvent ensuite en donner les modalités.

Les questions suivantes cherchaient à explorer le caractère contraint de la contraception, de ses modalités ainsi que des explications nécessaires dans ce contexte. Parmi les personnes vivant en foyer, 16 % répondent que la contraception est obligatoire et 16 % ont eu le choix de leur contraception, avec un taux de non-réponses supérieur à 64 %. Des explications ont été données, dans le cadre d'une contraception imposée, à 32 % des personnes vivant en foyer et à 48 % de celles vivant en famille ou dans leur propre logement.

Les sanctions

Les sanctions posent un problème éthique complexe. Elles concernent les personnes handicapées en institution (lieu de travail, lieu d'hébergement) comme celles qui vivent dans leur famille. Toute sanction envers une personne adulte pose la question de sa légitimité. Une sanction nécessite un cadre ; un règlement doit définir les limites de ce qui est permis, la nature des sanctions encourues et éventuellement les possibilités de recours. Certaines sanctions peuvent avoir un caractère humiliant, dégradant, d'autres peuvent constituer une atteinte aux libertés individuelles. La limite entre les sanctions et les mauvais traitements est parfois ténue. Les familles et les professionnels devraient toujours s'interroger sur la légitimité d'une sanction envers une personne handicapée. A-t-elle un objectif éducatif? S'adresse-t-elle à l'individu ou au groupe ? Etc.

Les règles sont nécessaires et les mesures à prendre, lorsqu'elles sont transgressées, également. S'il existait une sanction idéale, elle devrait avoir les caractéristiques suivantes : clairement établie par un règlement expliqué au préalable, ayant un sens pédagogique, respectant la personne, enfin et surtout, susceptible de recours.

Les règlements et les sanctions doivent toujours se référer aux textes généraux régissant la société : droits de l'homme, droit du travail...

Il est important, dans toute institution, que les sanctions soient prises de manière collégiale et qu'elles soient établies selon un protocole.

Notre enquête met en évidence que la majorité des personnes connaissent l'existence d'un règlement intérieur. Il serait important de rechercher si les personnes ont pu prendre connaissance de son contenu, et s'il leur a été expliqué clairement.

Dans leurs réponses aux questions ouvertes sur les sanctions au foyer, les personnes interrogées citent principalement le renvoi de l'établissement et une fois seulement l'avertissement. Les professionnels, eux, évoquent des modalités de sanctions plus nombreuses : des admonestations, l'augmentation du contrôle et de la surveillance, l'avertissement, la confiscation des produits interdits, le recours à des sanctions de type financier ainsi que le renvoi temporaire ou définitif. Cette pluralité n'est pas évoquée par les personnes handicapées. Est-ce par honte, par acceptation passive de ce qui est imposé, ou par non-discrimination de ce qui est pédagogique et de ce qui ne l'est pas ? En revanche, les personnes handicapées vivant dans leur famille font part de la diversité des sanctions auxquelles elles sont exposées. Ce sont le plus fréquemment les réprimandes verbales, confiscations d'objets investis ou privations (télévision, sorties ou tout autre plaisir habituel...). Sont évoquées aussi des punitions corporelles (recevoir une claque, être battu) ou le fait d'être chassé du domicile familial ; une personne évoque le fait qu'on ne lui adresse plus la parole.

Se pose, à partir de ces constatations, la limite entre la sanction et les mauvais traitements. Pour que les personnes handicapées se sentent sécurisées, il est nécessaire qu'elles soient clairement informées des règles de fonctionnement et des sanctions afférentes : échelle de sanctions, modalités d'application...

2. Enquête à partir d'entretiens filmés et de situations réelles

Méthodologie

Pour compléter l'approche quantitative fournie par les questionnaires, une approche qualitative et subjective a été recherchée au moyen d'une vingtaine d'entretiens filmés d'adultes handicapés et de situations réelles rencontrées dans la pratique. Les entretiens filmés semi-dirigés ont été l'occasion d'un travail de groupe qui a permis de mettre en évidence les éléments pertinents reflétant le vécu au quotidien de ces adultes handicapés.

Le profil des adultes est varié. Tous exercent en milieu de travail protégé mais ont des lieux de résidence divers : parents, domicile indépendant avec conjoint, domicile collectif (appartement communautaire), foyer d'hébergement, domicile indépendant avec service de suite. De la même façon, ces entretiens ont concerné des adultes d'âges variés.

L'objectif des entretiens était de permettre un éclairage naturel et le plus spontané possible de la vie au travail et au domicile des adultes concernés. Ceci avec la perspective d'offrir un témoignage non exhaustif mais réel de l'intimité des adultes handicapés.

La trame de l'entretien était la même pour tous, adaptée ensuite selon le contexte, la richesse du dialogue ou la volonté d'expression de l'adulte. Chaque entretien a abordé les points suivants :

- anamnèse, histoire de la personne ;
- regard sur la vie en foyer (indépendance par rapport aux objets personnels, intimité) ;
- environnement, famille ou amis, visites au foyer, relations amoureuses, vie affective ;
- représentation du handicap : de quel ordre est-il, comment est-il vécu ou accepté ?
- prospective par rapport au milieu ordinaire de vie, satisfaction par rapport au mode de vie ;
- intimité : possession de la clef de la chambre, espace, etc. ;
- possibilités de choix dans la vie quotidienne, de changement, d'expression…

Ces entretiens, d'une heure environ, se sont déroulés en présence d'un ou deux enquêteurs, sur le lieu de travail ou au domicile des intéressés, toujours avec leur accord préalable, en l'absence de membres de l'entourage habituel afin d'éviter les biais.

L'exploitation des résultats s'est organisée à partir de quatre grands thèmes exprimant le plus largement les réflexions engagées lors des entretiens : le vécu du handicap, le rapport à l'institution, la vie affective et relationnelle, la vie sociale et professionnelle (insertion sociale). À partir de ces thèmes, on s'est attaché à mettre en exergue les principaux témoignages marquants, en particulier ceux concernant l'intimité de la personne. Les premières interprétations font ressortir plusieurs aspects contradictoires, notamment entre la dépendance inconditionnelle et la revendication de liberté, entre l'espace public et l'espace privé. Elles prouvent, s'il en était besoin, la très grande complexité du positionnement et du ressenti de ces adultes, ainsi que la difficulté à dégager des tendances lourdes d'interprétation de ces entretiens. Il est possible toutefois de présenter quelques pistes récurrentes et significatives.

Le vécu du handicap

Dans la plupart des cas, on constate que le handicap, particulièrement le handicap mental, se révèle comme quelque chose d'inacceptable. Tous les moyens sont bons alors pour rationaliser la situation et minimiser les déficits engendrés par ce ou ces handicaps. Le handicap mental se trouve déplacé, dénié; il est tabou, objet de négation constante. Alors que le handicap physique peut être accepté, voire mis en valeur, ou surexposé comme facteur identitaire fort et revendiqué.

Ainsi, Paul ne cesse de faire référence à l'atrophie importante de sa main droite, et à un pouce sans os qui impressionne son entourage; mais pour rien au monde il ne souhaiterait voir disparaître cette anomalie au moyen d'une opération: « Je me sens bien comme ça, mieux que si je n'étais pas handicapé! »

Le handicap peut se trouver normalisé grâce à l'institution.

Martin dit ne plus être malade depuis qu'il est au foyer. Il témoigne ainsi du rôle contenant de la structure pour lui, ancien malade mental aujourd'hui stabilisé, à qui l'institution permet de lutter contre le morcellement. La vie sociale en milieu protégé lui permet d'oublier sa douloureuse différence.

Le vécu du handicap peut rejoindre le célèbre adage: « Au royaume des aveugles, les borgnes sont rois. » En effet, chez certains adultes dont le handicap se révèle moins sévère que chez d'autres, occuper la place de l'aidant, de celui qui soutient peut constituer une manière de se légitimer au sein du groupe et à l'intérieur de l'institution. L'atteinte narcissique liée au handicap est alors atténuée par la valorisation venue de l'aide qu'ils prodiguent aux personnes les plus dépendantes.

Enfin, il semble que l'environnement familial et social proche influence beaucoup la représentation de son handicap par la personne.

Ainsi Jean-Marie insiste sur le fait que son intégration dans un habitat indépendant, si elle a été très difficile, lui a permis de prouver à sa mère qu'il en était capable; ce qui a engendré en retour un changement dans le regard de sa mère sur lui.

Le rapport à l'institution

Le rapport à l'institution vécu et exprimé par l'adulte handicapé renvoie à plusieurs réalités :

- celle de son lieu de vie, s'il réside en foyer d'hébergement ;
- celle de son travail lorsqu'il exerce son activité professionnelle en CAT ;
- l'imbrication entre vie collective et vie individuelle ;
- et parfois entre la vie intime, privée et la vie « publique ».

Le témoignage de ces adultes exprime aussi la dialectique complexe entre la liberté et la contrainte, mais pas forcément comme on pourrait s'y attendre : en effet, l'institution figure souvent les conditions nécessaires et parfois indispensables de la protection de l'adulte handicapé. Elle n'est alors pas vécue comme contraignante et privative de libertés.

Institution et règles de vie

Les entretiens démontrent que les intéressés ont calqué leur mode de vie et leur organisation personnelle sur les règles de l'institution, règles qu'ils ont intégrées et qui, dans l'ensemble, exercent sur eux un effet rassurant plutôt que déstabilisant. Pour beaucoup, le cadre institutionnel et la vie en collectivité correspondent à ce qu'ils ont toujours vécu. Ce mode de vie joue donc quotidiennement sur leurs réactions et leur manière très normalisée d'envisager le déroulement d'une journée par exemple.

C'est la raison pour laquelle il est difficile, pour certains adultes, d'exprimer un désir réellement individuel en dehors du cadre normatif offert par l'institution. Disons simplement qu'ils témoignent d'une certaine satisfaction de leur condition.

L'institution protectrice

Dans la droite ligne des propos précédents, on constate que le caractère rassurant et stabilisant de l'institution répond au besoin de sécurité de ces adultes. L'environnement institutionnel n'est donc pas ressenti comme oppressant. Les professionnels sont bien perçus comme des aidants, et non comme des agents de contrôle ou de privation de liberté. Un des adultes nous dit : « L'éducateur met de l'ordre sans pour autant faire la police. » L'idée de dépendance envers l'institution est en effet intégrée, en même temps que le besoin de protection, de la même manière que le handicap introduit une dépendance de fait dans les actes de la vie quotidienne.

Institution et intimité

Globalement la notion d'intimité ne se trouve pas battue en brèche dans le cadre d'un habitat collectif comme le foyer d'hébergement. Les adultes interrogés insistent en effet sur l'existence de leur « chez-soi », symbolisé toutefois par des objets récurrents : « la chaîne hi-fi, les disques, la radio ». Le fait de posséder ou non la clef de sa chambre ne semble pas problématique. De nombreux adultes vivant en foyer ont la leur. Ils trouvent normal que les éducateurs puissent avoir accès à leur chambre, mais « pas en leur absence ». De la même façon, l'obligation de prévenir un éducateur avant chaque sortie du foyer, ou pour quelque autre motif que ce soit, paraît intégrée pour l'ensemble des adultes concernés par ce type d'hébergement.

L'institution comme facteur de changement

Chez beaucoup d'adultes interrogés, l'institution, outre son rôle de contenant et de protection, a joué aussi un rôle d'orientation décisif, en termes professionnels ou de mode de vie. En effet, certains adultes ont été orientés d'un centre d'aide par le travail vers un autre par l'assistante sociale ou le médecin psychiatre, de la même façon que certains ont pu connaître le départ du domicile des parents grâce aux professionnels. Ces événements engendrent souvent une grande reconnaissance de la part des intéressés qui évoquent *M. Untel ou Mme X qui ont fait beaucoup pour lui ou elle*. N'oublions pas que pour beaucoup d'entre eux, les responsables de leur lieu d'exercice professionnel constituent souvent leur seul lien avec la sphère sociale dite ordinaire, hormis le cercle familial.

Institution et sociabilité

Car l'institution garantit l'accès à un statut social (ouvrier dans un CAT) et des apports relationnels, même limités. Ainsi, Ahmed nous indique que ses « *seuls copains c'est au CAT, je les vois un peu en dehors mais pas trop* ». Le cadre du CAT ou du foyer représente souvent le seul environnement relationnel de ces adultes, dont la misère affective et la solitude sont le lot quotidien.

La vie affective et relationnelle

Il est particulièrement délicat de formuler des généralités sur ce thème. Il est pourtant possible de mettre en lumière quelques points forts.

Pauvreté des relations affectives

On retrouve la dimension de la misère affective et relationnelle de la personne, pour qui l'institution d'une part, la famille d'autre part constituent les principaux points d'ancrage à partir desquels tisser des liens de reconnaissance, d'amitié, voire d'amour.

Pudeur dans le récit

L'évocation de ces sujets suscite une attitude légitime de pudeur qui a parfois rendu impossible l'approfondissement des termes de l'entretien. Certaines questions engendrent un malaise compréhensible chez des personnes qui n'ont pas l'habitude d'évoquer ces thèmes avec autrui.

La prégnance de la famille

Le lien familial, avec ses capacités de protection, voire de surprotection, et en tant que seul repère affectif parfois, reste le dénominateur commun de la plupart des adultes interrogés. La culture et la permanence de ce lien peuvent avoir des côtés positifs, s'ils n'occultent pas la dimension de liberté nécessaire à la personne pour construire elle-même son propre champ relationnel.

Malheureusement pour certains adultes, cela ne semble pas possible : témoin Jacques qui avait quitté le domicile de sa sœur pour intégrer un foyer dans lequel il disait, lors de l'entretien, beaucoup se plaire. Depuis, il a rejoint le domicile de cette sœur avec laquelle il entretient des relations fusionnelles préjudiciables à son autonomisation et à son épanouissement personnel.

Une vie amoureuse très limitée, voire impossible

Une faible minorité connaît une vie amoureuse épanouie. La plupart font état de situations difficiles :

> « Je suis tout seul, mais je préfère cela plutôt que d'être avec quelqu'un qui n'accepterait pas mon handicap… J'ai le temps, ce n'est pas encore de mon âge… J'aimerais avoir une copine, avec laquelle je pourrais vivre dans une maison, avec qui je m'entendrais bien… »

La question de la parentalité

Cette question a été étudiée à partir de situations réelles provenant de trois CAT d'Île-de-France. La parentalité des personnes handicapées est souvent l'objet d'un débat passionné et nous avons souhaité confronter les points de vue habituellement développés à la réalité de situations en nous centrant sur l'observation du lien entre les parents travaillant en CAT et leurs enfants. À cette fin, nous avons recueilli divers éléments sur les enfants : les placements éventuels, les contacts avec leurs parents, les suivis mis en place (sociaux, psychologiques et judiciaires). Nous avons également relevé des éléments concernant les parents (travaillant dans les CAT étudiés) : leur situation familiale, leur lieu de vie, la nature de leur handicap, à quel moment celui-ci est apparu et les suivis dont ils bénéficient. Nous n'avons pas d'éléments sur les conjoints. À partir de ces informations, nous avons essayé d'établir des corrélations. Puis, nous avons analysé quelques cas particuliers.

Dans les situations étudiées, la nature du handicap est diverse : handicap sensoriel, handicap physique, déficience intellectuelle (moyenne ou légère), troubles psychiatriques (majoritairement psychose de l'âge adulte). L'âge des parents varie de vingt-cinq à cinquante-huit ans et celui des enfants de quatre mois à l'âge adulte. La majorité des parents ont un logement particulier ; deux d'entre eux vivent en appartement éducatif (sans leurs enfants) ; 15 % sont chez leurs parents. Nous nous sommes interrogés sur cette dernière situation : est-ce un choix volontaire ? Dans le cas contraire, pourraient-ils assumer un logement seul, avec les conséquences en termes de financement, d'autonomie sociale, de prise en charge de leurs enfants ou tout simplement de fonctionnement psychologique ? Face à ces situations, quelles structures peuvent répondre à une prise en charge mixte des parents et des enfants ? La naissance des enfants a-t-elle apporté des modifications dans le lieu d'hébergement ?

La plupart des enfants résident au domicile de leurs parents (27 sur 37). Parfois une mesure de protection judiciaire est mise en place soit auprès des parents, soit auprès des enfants : tutelle, curatelle, suivi social, action éducative en milieu ouvert ou intervention de la Protection judiciaire de la jeunesse. Les services de PMI peuvent également être sollicités, comme dans la situation de Marianne, au domicile de laquelle se rendait très régulièrement une puéricultrice pour la conseiller sur les soins à donner à son enfant alors en bas âge. Le personnel du CAT peut aussi apporter un soutien non négligeable : l'assistante sociale pour les démarches administratives par exemple…

Quant aux enfants ne résidant pas au domicile de leurs parents, la moitié d'entre eux bénéficient d'une mesure de placement (foyer, famille d'accueil) alors que l'autre moitié vit avec l'autre parent, suite à une séparation du couple. Dans pratiquement tous les cas cependant, les liens parents enfants sont maintenus sous une forme ou une autre : droit de visite, garde le week-end, contacts téléphoniques… On peut noter que le nombre de séparations dans les couples ne semble pas anormalement élevé, et peut s'expliquer dans certains cas par la survenue de troubles psychiatriques. Nous pourrions évoquer le cas de Daniel, dont le divorce a été consécutif à plusieurs hospitalisations pour des troubles psychiques graves, après trois années de mariage.

Quels que soient les cas de figure, les problématiques sont différentes et peuvent nécessiter des accompagnements individualisés. De nombreux facteurs sont à prendre en compte, sans qu'il soit possible de généraliser les situations. Les difficultés des parents ne se répercutent pas obligatoirement sur les enfants. Par exemple, le suivi psychologique ou psychiatrique des parents n'entraîne pas systématiquement un suivi du même type pour les enfants. Dans le cas de Jacques, dont les difficultés psychiatriques sont apparues tardivement et qui bénéficie depuis d'un dispositif de soins conséquent, ses enfants ne présentent apparemment pas de difficultés particulières et ont une scolarité harmonieuse. De même, sur toutes les situations étudiées, un seul enfant est scolarisé en établissement spécialisé.

Quand on retrouve des difficultés chez les enfants, celles-ci ne sont pas de même nature que celles de leurs parents. Mais elles en sont, le plus souvent, la conséquence. Claire, dont l'efficience intellectuelle est limitée, a une fille de quatorze ans qui a de très bonnes capacités mais présente des troubles du comportement. Ceux-ci sont probablement en lien avec le déficit de cadre instauré par sa mère.

En conclusion, si la parentalité demeure une revendication légitime des personnes handicapées, sa réussite dépend de nombreux facteurs comme la nature du handicap, la situation familiale et sociale, l'âge des enfants. En effet, tous ces éléments ont une incidence sur la capacité de chacun à assumer les soins à donner et sur la dynamique relationnelle entre parent et enfant. En tout état de cause, la réalité des situations reste complexe.

Au-delà du handicap, il est important de considérer l'environnement de la personne : conjoint (présente-t-il ou non un handicap, vivent-ils ensemble ?), cadre de vie (type d'hébergement, situation économique), relations sociales (lien avec la famille). C'est à la lumière de ces informations que les situations rencontrées pourraient être évaluées. Il appartient alors aux différentes structures, selon leurs compétences respectives, de proposer à ces familles un étayage adapté, dans un objectif de prévention, de soutien mais aussi de résolution des difficultés qui restent toujours présentes.

La vie sociale et professionnelle

La projection dans l'avenir

La vie au foyer constitue, pour certains adultes, une perspective transitoire à dépasser : « J'aimerais bien quitter le foyer pour avoir un studio à moi en ville. » Mais lorsqu'on approfondit en posant des questions concrètes (quand ? avec quelle aide ? est-ce que ce ne sera pas trop difficile ?), on constate qu'il s'agit souvent d'une projection dans l'avenir très ambitieuse, peu réaliste, comme un rêve un peu flou... Par ailleurs, on note l'ambivalence de certains adultes entre un désir d'indépendance et un souci de protection par la famille ou l'institution.

L'évolution par rapport au lieu de travail

Beaucoup d'adultes travaillant en milieu protégé ont indiqué très clairement leur refus d'intégrer à terme le milieu ordinaire de travail :

> « Je gagnerai autant avec plus de travail... L'entreprise, c'est trop difficile, alors qu'au CAT tout le monde se connaît, et puis on est protégé par les moniteurs... »

Mesures de protection juridique

La notion de tutelle ou de curatelle est acceptée par la majorité des adultes interrogés. Ils reconnaissent leurs difficultés dans la gestion de leur budget et de leurs papiers administratifs. Cette décision représente tout de même une épreuve difficile à vivre au moment où elle intervient. Un certain nombre de situations rencontrées montrent la complexité de ce qui se joue et les conséquences des mesures de protection tout au long de la vie. En voici trois exemples.

Patrick

Patrick souffre d'une déficience mentale depuis l'enfance. Il vit avec son père qui tient un magasin de matériel électroménager et une quincaillerie. Patrick travaille avec lui au magasin : il est bien intégré dans son quartier. À la mort de son père, alors qu'il a une trentaine d'années, il est recueilli par des voisins amis avec lesquels il entretient de bonnes relations. Il sera alors orienté vers un CAT. Quelques années plus tard, le couple accueillant se sépare et l'hébergement de Patrick ne peut se poursuivre. Il devient alors urgent de lui trouver un logement, car il n'a pas suffisamment de capacités pour vivre seul et gérer sa vie quotidienne.

Patrick est alors admis dans un foyer. Il doit s'adapter à la vie communautaire et à des habitudes nouvelles. L'assistante sociale du CAT et le secrétariat du foyer assurent la gestion administrative de sa situation. Il s'intègre bien et profite immédiatement des nombreux apprentissages à la vie sociale (courses, ménage, confection des repas, etc.), ce qui lui permet, deux ans plus tard, d'accéder à un mode de vie plus autonome au sein d'un logement partagé entre trois résidents. Il perçoit alors directement, chaque mois, l'ensemble de ses ressources. De manière très normative, il élabore avec son éducateur référent un budget serré qui lui permet de financer son loyer et toutes ses charges locatives et alimentaires, et de sortir de temps en temps (Patrick est quelqu'un d'assez solitaire et peu dépensier). Il économise pour partir en vacances deux fois dans l'année.

Aucune mesure de protection n'est mise en place. Patrick a des habitudes de vie très autonomes et ne souhaite pas en changer. Il est très réfractaire à l'idée qu'un tuteur ou curateur vienne s'ingérer dans ses affaires… Il ne possède aucun bien particulier et ses ressources lui permettent de vivre simplement tout en faisant régulièrement des économies sur un livret de caisse d'épargne, ouvert dès son arrivée au foyer. Il a une très grande confiance dans le service d'accompagnement et refuse catégoriquement tout projet de mesure de protection qu'il vit comme une atteinte à sa liberté. L'équipe convient donc de respecter son choix.

Patrick projette d'acquérir un jour son propre appartement, comme vient de le faire un de ses corésidents. Son projet finit par devenir réalisable, car il a suffisamment épargné, et il commence alors à prospecter… Le travail d'accompagnement des éducateurs, qui ne posait, jusque-là, aucun problème particulier, atteint alors ses limites. L'équipe explique à Patrick la nécessité de faire une demande de protection juridique pour qu'il puisse mener à bien son projet avec l'aide d'un tiers. Patrick accepte et fait lui-même sa requête avec l'assistante sociale du CAT.

La procédure suit son cours jusqu'au jour où, sans aucune information préalable, avant même d'avoir rencontré son curateur, Patrick se retrouve privé de son chéquier. Déjà réticent et un peu persécuté à l'idée d'être « dépossédé » de ses droits, il vit cette situation douloureusement et les premiers contacts avec la curatrice vont être quelque peu houleux. Assisté de ses éducateurs, il pourra finalement mener à bien des négociations avec sa curatrice. Celle-ci prendra connaissance de la démarche d'accompagnement du service de suite en appartement et de son fonctionnement, afin de laisser à Patrick suffisamment de droits et de possibilités d'actions sur sa vie quotidienne (continuer de payer par exemple, comme auparavant, tous ses frais habituels…). Quelques mois plus tard, après quelques rencontres et négociations entre Patrick et sa curatrice, le projet d'achat d'un studio peut se réaliser, chacun respectant son rôle : les éducateurs du service accompagnent Patrick dans ses démarches et visites jusqu'à ce qu'il trouve le studio de ses rêves ; la curatrice l'assiste dans tous les actes juridiques, administratifs, financiers et notariés…

Cette situation illustre bien comment la mesure de protection, vécue dans un premier temps comme une contrainte, permet, par l'intervention du tiers que représente le curateur, une ouverture qui ménage un plus grand espace de liberté.

Noémie

Noémie, âgée d'une trentaine d'années, vit chez son père et travaille en CAT. À la mort de son père, elle est accueillie chez son frère, mais elle est mal tolérée par sa belle-sœur. Elle est alors admise dans un foyer où elle s'intègre très bien. Très craintive, elle crée cependant de nombreux liens affectifs avec son entourage au foyer, mais aussi dans son environnement.

L'assistante sociale découvre que les ressources de Noémie sont détournées et explique donc au frère qu'un signalement au juge des tutelles sera fait s'il ne reverse pas à Noémie, chaque mois, une somme d'argent de poche lui permettant de sortir, de participer aux loisirs organisés par le foyer et d'avoir un peu de liberté et d'autonomie pour ses achats personnels. Par ailleurs, les ressources accumulées devaient servir à la contribution aux frais d'hébergement de Noémie. Ces ressources ont été dilapidées en grande partie par le frère pendant plusieurs années. Il s'est retrouvé alors endetté auprès de l'aide sociale, et a dû progressivement régler sa dette. De ce fait, les relations avec son frère et sa belle-sœur sont devenues encore plus tendues.

Noémie, qui a peur de son frère, n'ose rien dire en sa présence. Le frère étant le tuteur légal, il est très difficile de lui demander le moindre argent de poche. Très agressif à chaque rencontre, il vient chercher de temps en temps sa sœur au foyer pour le week-end. Lui et sa femme ont un comportement à la limite de la correction envers les éducateurs et les autres résidents, remettant en question de façon très déplacée la qualité des soins apportés à Noémie en foyer, projetant ainsi leur propre maltraitance... À chaque retour de week-end, Noémie pleure, elle ne veut plus y retourner : elle dit que son frère est méchant. Ambivalente et apeurée, elle ne pourra cependant jamais, en présence de son frère, refuser de l'accompagner. Le frère, à plusieurs reprises, menace de l'emmener en province dès qu'il déménagera, ce qui inquiète terriblement Noémie. En effet, bien que désireuse de garder un lien avec son frère, elle souhaite continuer sa vie au foyer au milieu de ses amis et de son environnement habituel. Quelques années plus tard, lorsque son frère prend sa retraite et réalise d'une part qu'il ne peut plus tirer aucun bénéfice financier de son rôle de tuteur, et que d'autre part, cette responsabilité est contraignante, il se dessaisit de son mandat et, simultanément, rompt tout lien avec Noémie, ce qui, pour elle, reste incompréhensible et douloureux.

La dégradation des relations entre Noémie et sa famille empêche le fonctionnement normal de la tutelle, du fait d'une gestion « affective » dans laquelle se révèlent le rejet et probablement toutes les rancœurs accumulées dans le passé. Ce type de gestion « règlement de comptes » n'est malheureusement pas exceptionnel. Les magistrats n'ont souvent pas la possibilité de surveiller l'exercice du mandat.

Colette

Colette souffre d'une psychose déficitaire. Son passé est essentiellement institutionnel en internat pour enfants, puis, à partir de l'âge de seize ans, en institution psychiatrique. Elle bénéficie d'une mesure de tutelle exercée dans un premier temps par l'administration de l'hôpital. Après son admission en foyer d'hébergement, la gestion est assurée par un professionnel délégué de l'Union départementale des associations familiales (UDAF). Colette tire de nombreux bénéfices des apprentissages sociaux au CAT et au foyer et souhaite progressivement quitter l'institution pour s'installer avec son ami. Par ailleurs, elle garde des contacts réguliers avec son père, bien que celui-ci ait été déchu de ses droits parentaux à la suite de violences et abus sexuels. Le foyer, en tant qu'institution, représente un véritable écran de protection entre elle et son père tout en préservant ponctuellement des rencontres possibles. C'est pourquoi l'équipe du service refuse d'accompagner Colette vers un appartement où, du fait d'une présence éducative discontinue, sa protection ne serait plus garantie.

Colette quitte cependant la structure contre l'avis de l'équipe pour s'installer avec son ami, lui-même en situation très précaire. Quelques mois plus tard, ne bénéficiant plus des soutiens du foyer, elle quitte également son travail au CAT, et c'est la déléguée à la tutelle qui jouera alors un rôle essentiel dans l'accompagnement social et la protection de Colette. Certes, sa situation n'évoluera pas vers le modèle normatif et intégré proposé par le service d'hébergement et le CAT, mais Colette ne sera cependant pas réhospitalisée en psychiatrie. Elle rejoindra, de par son choix, le lot des personnes en situation de précarité sociale.

Dans cette situation, la mesure de protection prend le relais de l'accompagnement éducatif, permettant un étayage minimum par la garantie de percevoir régulièrement des ressources.

3. Conclusions

L'analyse des représentations des usagers, des professionnels et des familles à partir des réponses aux questionnaires rejoint les constatations que l'on peut tirer de l'analyse des situations individuelles dans lesquelles les personnes handicapées expriment, avec leurs mots à eux, les contradictions dans lesquelles ils sont pris. Contradictions entre dépendance et revendication de liberté, entre espace public et espace privé, entre demande d'autonomie et besoin de protection.

Le rapport des personnes handicapées aux institutions qui les prennent en charge est globalement positif. On perçoit chez les professionnels un mélange d'affectif et de rigueur institutionnelle. On note la diversité des pratiques institutionnelles d'un lieu à l'autre avec un poids plus ou moins important du subjectif: les règles objectives sont plus ou moins énoncées. Les institutions ont le souci de créer un climat intermédiaire entre le « tout affectif » (modèle familial) et le « tout règlement » (modèle militaire). La question des sanctions laisse bien percevoir les difficultés pour parvenir à cet équilibre.

L'accession à une position où le désir du sujet peut s'exprimer passe par une émancipation qui ne va pas sans prise de risque. C'est par la possibilité d'expérimenter soi-même les choses, en passant par des erreurs et des réussites, que le sujet accède à une position d'adulte responsable (c'est le travail de l'adolescence avec tous les avatars qu'on lui connaît). Cette émancipation se heurte au souci de protection qui est légitimement celui des familles, mais aussi des institutions. Le cadre institutionnel doit permettre ces expérimentations, en objectivant ce qui est permis et ce qui ne l'est pas, pour sortir d'un fonctionnement paternaliste (« nous savons ce qui est bon pour toi »). Mais adopter les mêmes règles pour tous ne va pas de soi du fait de la diversité des handicaps accueillis, avec ce qu'ils supposent de dépendance différente d'une personne à l'autre.

L'exercice des droits des personnes handicapées ne passe pas par la permissivité (« faites ce que vous voulez ») mais bien par un travail qui favorise l'émancipation. Celle-ci ne peut être totale pour tous : certains pourront se dégager presque entièrement de la tutelle institutionnelle, d'autres pas.

Enfin, une autre question importante est celle posée par l'accès à une certaine intimité. Comment concilier celle-ci avec la vie en collectivité ? Quelle est la limite entre ce qui est à soi et ce qui est à tous ? Préserver un espace personnel, permettre le secret, les relations cachées, l'expression de la sexualité, moins contrôler, donc moins protéger, tout ceci demande des réflexions régulières pour et avec chacune des personnes handicapées.

CONCLUSION GÉNÉRALE

Les dernières décennies ont été marquées, en France et dans les autres pays de l'Union européenne, par des avancées considérables dans les attitudes collectives et les réponses sociales apportées aux personnes handicapées mentales et psychiques. Plus nombreuses, celles-ci sont mieux réparties géographiquement, plus ouvertes, toujours mieux adaptées à l'âge, aux handicaps et à l'environnement.

Les souffrances personnelles, les difficultés d'être et parfois de vivre persistent bien évidemment. Mais les personnes handicapées et leurs associations peuvent aujourd'hui en toute légitimité réclamer, et obtenir, les droits de tous en matière d'éducation, de formation, d'emploi, de vie personnelle et intime, de confidentialité, de ressources et de vie sociale.

Pourtant, la traduction de ces droits dans la réalité demeure insuffisante : la carence d'information des intéressés à toutes les étapes de la vie reste considérable ; une scolarisation adaptée n'est pas dispensée à tous les enfants ; le niveau de chômage est largement supérieur à la moyenne dans cette population ; les ressources sont trop faibles pour favoriser l'autonomie que l'on dit vouloir rechercher, et cantonnent un nombre important de personnes dans la pauvreté ; les possibilités d'expression et de représentation ne correspondent plus, culturellement, aux temps présents ; les espaces d'échanges et de rencontres sont peu accessibles ; les moyens d'avoir une vie privée restent trop limités ; les dysfonctionnements des services publics gênent considérablement les personnes handicapées dans l'exercice normal de leurs droits.

Il nous semble important de rappeler ici, en premier lieu, que le droit à la différence n'est valable que s'il ne conduit pas à la différence des droits, et que le discours sur le droit à la normalité (des personnes ? des conditions d'existence ?) ne doit certainement pas conduire à la négation des besoins particuliers.

Force est de constater, en second lieu, que les orientations nouvelles de développement des droits des usagers se heurtent encore trop souvent aux résistances des institutions sociales dans leur ensemble. Dans un rapport récent (2001), l'inspection générale des affaires sociales (IGAS) note ainsi que « longtemps l'usager s'est trouvé dans une place d'assujetti, réputé satisfait que l'on prenne en compte ses demandes, ayant peur qu'on lui supprime ses aides et qu'on le soigne mal s'il se plaignait ». Aujourd'hui, les institutions sociales le perçoivent avec agacement comme « un usager-client, consumériste, toujours à l'affût de droits nouveaux et enclin à réclamer, voire attaquer les professionnels ou les institutions en justice, bref un usager hostile ».

En troisième lieu, enfin, il ne fait pas de doute que la recherche et la valorisation de solutions réalistes mêlant, dans des proportions variables selon le handicap et l'évolution des personnes, une logique de droit commun et la mise en place de mesures spécialisées, sont freinées par la récurrence d'oppositions factices : entre les choix privés et la responsabilité sociale ; entre l'assistance et l'autonomie ; entre les institutions et l'intégration ; entre les parcours individuels et les réponses collectives ; entre la défense de la subjectivité et l'évaluation technique de la qualité de vie ; entre l'accompagnement souple et modulé des usagers et l'existence de droits et de règles formalisés ; entre la normalisation et les aménagements spécifiques ; entre la protection et le libre arbitre ; entre des garanties sociales stables et les aléas d'une existence vivante.

Cet ouvrage a tenté, sans nier la complexité des questions, de dépasser ces antagonismes souvent artificiels et de dégager quelques progrès substantiels en matière de choix de vie individuels et de droits collectifs. Les débats actuels, l'analyse des politiques sociales, sans oublier les discours remarquablement nuancés et subtils des personnes handicapées elles-mêmes sur leur vécu social et privé, ont servi de support à cette réflexion. En ressortent les voies possibles pour reconnaître pleinement le sujet handicapé mental et psychique en tant que personne singulière, porteuse d'une identité propre, munie de libertés personnelles et publiques, sans qu'il se retrouve pour autant isolé face à sa destinée au nom d'une conception extensive de l'autonomie. Car si l'homme seul est, dit-on, en mauvaise compagnie, il est surtout et très certainement en danger de déconsidération et d'exclusion sociale lorsque les injonctions collectives d'intégration et d'autosuffisance excèdent ses capacités.

BIBLIOGRAPHIE

Ariès Ph., Duby G., *Histoire de la vie privée*, tome 5 : *De la Première Guerre mondiale à nos jours*, Seuil, 1999 (1re édition : 1985).

Badinter R., *Le droit au respect de la vie privée* (1968), cité par Leveneur L., *loc. cit.*

Baelde Ph., Coppin B., Le Cerf J.-F., Moureau B., « Comprendre et accompagner les parents avec une déficience intellectuelle », *in* Faureholm J., *Approche éthique et pouvoir de décision*, Gaëtan Morin, 1999.

Bec C., *L'assistance en démocratie*, Belin, 1999.

Bidet J., « Égalité des chances et principes de différence. Une réinterprétation », *in* Koubi G., Guglielmi G., *L'égalité des chances*, La Découverte, 2000.

Binet A., *Les enfants anormaux. Guide pour l'admission dans les classes de perfectionnement*, Privat, 1988 (1re édition : 1907).

Blais M., Vallerand R. J. *et al.*, « L'échelle de satisfaction de vie ; validation franco-canadienne du *satisfaction with life scale* », *Canadian Journal of behavioral sciences*, Canada, 1989.

Borgetto M., Lafore R., *La république sociale*, PUF, 2000.

Boudreault P., Bouchard J.-M., « La qualité de vie des personnes handicapées, vers une perspective écologique », *Revue canadienne de santé mentale communautaire*, Canada, 1990.

Boudreault P., Déry M., Rousseau J., « La qualité de vie, un critère essentiel dans l'évaluation de l'intégration sociale », *in* Ionescu S., *La déficience intellectuelle*, tome 2, Nathan, 1995.

Boulinier P., « L'offre et l'évaluation des services », in *Les politiques à l'égard des personnes handicapées dans l'union européenne*, CTNERHI, 2001.

Brioul M., « L'évaluation de la qualité de la vie », *Information psychiatrique*, n° 2, mars 1994.

Bruckner P., *L'euphorie perpétuelle. Essai sur le devoir de bonheur*, Grasset, 2000.

Cahiers de l'Actif (les), « Handicap et sexualité », 2 tomes, Actif information, septembre-octobre et novembre-décembre 1998.

Cahiers de l'UNAPEI - Études et actes, « La vie affective et sexuelle de la personne handicapée mentale et son incidence sur sa prise en charge familiale et pédagogique d'une part, et sa fonction parentale d'autre part », 1994.

Castel R., « « Risquophiles », « Risquophobes » : l'individu selon le MEDEF », *Le Monde*, 7 juin 2001.

Castoriadis C., « Pour un individu autonome », *Le Monde diplomatique*, « Manière de voir », juillet-août 2000.

Champenois C., Ghosi A., Leveneur L., Olivier J.-M. et Teyssié B. (dir.), *La personne en droit du travail*, Panthéon-Assas, 1999.
Charvin R., Sueur J.-J., *Droits de l'homme et libertés de la personne*, Litec, 1994.
Commissariat au Plan, *La France de l'an 2000*, rapport rédigé par Minc A., La Documentation française, 2000.
Conférence européenne des 16 et 17 octobre 2000, *Les politiques à l'égard des personnes handicapées dans les pays de l'Union européenne*, CTNERHI, 2001.
Conseil de l'Europe, *Charte sociale européenne révisée*, European Treaty Series, n° 163, 1996.
Conseil de l'Union européenne, Directive 2000/78 du conseil du 27 novembre 2000 portant sur la création d'un cadre général en faveur de l'égalité de traitement en matière d'emploi et de travail, *Journal officiel*, L. 303 du 2-12-2000.
Conseil économique et social, *Situation de handicap et cadre de vie*, rapport rédigé par Assante V., Journaux officiels, 2000.
Cour des comptes, *Les politiques sociales en faveur des personnes handicapées adultes*, Journaux officiels, 1993.
Cros-Courtial M.-L., *Travail et handicap en droit français*, CTNERHI, 1989.
D'Huyteza A., « La vie affective et sexuelle des personnes ayant un handicap mental », *Réadaptation* n° 456, janvier 1999.
De Belie E., Ivens C., Lesseliers J., Van Hove G., *L'abus sexuel des personnes handicapées mentales*, MPI Sint-Franciscus, Roosdaal (Belgique), 2000.
Degener Th., « Assistés hier, titulaires de droits civils aujourd'hui », *Hélioscope*, Bruxelles, Commission européenne, 1995.
Delville J., Mercier M., *Sexualité, vie affective et déficience mentale*, De Boeck Université, 1997.
DREES, « L'accès à l'allocation aux adultes handicapés : le jeu combiné des critères médicaux et sociaux », *Études et résultats* n° 39, Ministère de l'emploi et de la solidarité, novembre 1999.
Ducalet Ph., Laforcade M., *Penser la qualité dans les institutions sanitaires et sociales*, Seli Aslan, 2000.
Durand B., « Éthique et handicap mental », in *Aux frontières de la vie, paroles d'éthique*, La Documentation française, 1991.
Éducation ouvrière, 1998/4, Bureau international du travail, 1998.
Ehrenberg A., *L'individu incertain*, Calmann-Lévy, 1995.
Ehrenberg A., *La fatigue d'être soi*, Odile Jacob, 1998.
Ehrenberg A., *Le culte de la performance*, Calmann-Lévy, 1991.
Faureholm J., *Approche éthique et pouvoir de décision*, Gaëtan Morin, 1999.
Fardeau (rapport), *Personnes handicapées : analyse comparative et perspective du système de prise en charge*, Ministère de l'emploi et de la solidarité, 2000.
Forum européen des personnes handicapées, *Rapport annuel 1999-2000*, Bruxelles.
Fries-Guggenheim E., *La formation des personnes en situation de handicap mental et celles de leurs formateurs*, note introductive du séminaire du CEDEFOP, Thessalonique (Grèce), 5 et 6 juillet 2001 (à paraître).
Gaillé M., *Le citoyen*, Flammarion, 1998.
Galland A., Galland J., Sauvalle Y., *L'enfant handicapé mental*, Nathan, 1993.
Genin L., Lerond M., *Les tests psychologiques d'aptitude et de personnalité*, De Vecchi, 1988.

Goillet C., Mormiche P., « Enquête handicaps-incapacités-dépendance en institution en 1998 », *INSEE Résultats*, n° 755-756, août 2001.

Goode D., Magerotte G., Leblanc R., *Qualité de vie pour les personnes présentant un handicap*, Deboeck Université, 2000.

Guillebaud J.-Cl., *La refondation du monde*, Seuil, 1999.

Hermange M.-Th. (rapporteur), *Vers une Europe sans entraves*, doc. final, A5-0084/2001, Parlement européen, 1er mars 2001.

IGAS-IGF, Rapport d'enquête sur l'allocation aux adultes handicapés, juin 1998.

INSERM, *Classification internationale des handicaps*, CTNERHI, 1998.

Inspection générale des affaires sociales et Inspection générale de l'éducation nationale, *Rapport sur l'accès à l'enseignement des enfants et adolescents handicapés*, n° 99-002, mars 1999.

Inspection générale des affaires sociales, *Les institutions sociales face aux usagers*, rapport annuel 2001, La Documentation française, 2001.

Institutions sociales et médico-sociales, *Journal officiel de la République française*, 1996.

Ionescu S., *La déficience intellectuelle*, 2 tomes, Nathan, 1995.

Kirby N., Barlow J., « Residential satisfaction of persons with an intellectual disability living an institution or in the communauty », *Australia and New Zealand Journal of Developmental Disabilities*, 1991.

Koubi G., Guglielmi G., *L'égalité des chances*, La Découverte, 2000.

Lebaube A., « L'aide à l'insertion économique doit être maintenue », *Le Monde*, 6 janvier 2001 ; « La reprise ne suffira pas à attaquer le noyau dur de l'exclusion », *Le Monde*, 24 octobre 2000.

Leveneur L., « Vie privée et familiale et vie professionnelle », *in* Champenois C. *et al.* (dir.), *op. cit.*

Loubat J.-R., *Instaurer la relation de service en action sociale et médico-sociale*, Dunod, 2002.

Marshall Th. H., *Class, citizenship and social development*, New York, Anchor Book, 1965.

Matho J., Janvier R., *Mettre en œuvre les droits des usagers dans les établissements d'action sociale*, Dunod, 2000.

Meijer J.W., *Intégration en Europe : dispositions concernant les élèves à besoins éducatifs spécifiques. Tendances dans 14 pays européens*, European Agency for development in special needs education, 1998.

Melen-Soucramanien F., *Le principe d'égalité dans la jurisprudence du conseil constitutionnel*, Economica, 1997.

Ministère des affaires sociales, *Rapport sur le travail protégé*, Ministère des affaires sociales, 1984.

Ministère de l'emploi et de la solidarité, *Projet de réforme de la loi du 30 juin 1975 relative aux institutions sociales et médico-sociales*, document de travail, décembre 1998.

Mispelbom Beyer F., *Au-delà de la qualité*, 2e édition, Alternatives économiques-Syros, 1999.

Mormiche P., « Le handicap en institution. Le devenir des pensionnaires entre 1998 et 2000 », *INSEE Première*, n° 803, septembre 2001.

Mormiche P., « Le handicap se conjugue au pluriel », *INSEE Première*, n° 742, octobre 2000.

Mormiche P., « Les personnes dépendantes en institution », *INSEE Première*, n° 669, août 1999.

Pichot P., *Les tests mentaux*, PUF, « Que sais-je ? », 1971.

Reuchlin M., *La psychologie différencielle*, PUF, 1969.

Risselin P., *Handicap et citoyenneté au seuil de l'an 2000*, ODAS, 1998.

Roger P., *Vers l'État charitable*, Éditions de l'Atelier, 2000.

Samoy E., *Le travail protégé dans la Communauté européenne*, Commission des communautés européennes, 1992.

Sassier M., Fossier T., Nogues H., Brovelli G., *L'avenir des tutelles*, Dunod, 2000.

Saulle M.-R., « Les règles des Nations unies pour l'égalisation des chances des personnes handicapées », *Hélioscope* n° 6, Commission européenne, Bruxelles, 1995.

Schalock R.L., « La qualité de vie : conceptualisation, mesure et application », *Revue francophone de la déficience intellectuelle*, vol. 4, n° 2, 1993.

Schnapper D., *Qu'est-ce que la citoyenneté ?*, Gallimard, « Folio actuel », 2000.

SESI, *Annuaire des statistiques sanitaires et sociales 1994 et 1999*, La Documentation française.

SESI, *Handicapés, chiffres repères*, La Documentation française, 1990.

Six J.-F., « La médiation. Des médiateurs » in *Université de tous les savoirs*, vol. 12, Odile Jacob, 2002.

Sue R., « Le social, principale ressource économique », *Le Monde*, 2 mars 1999.

Supiot A. (dir.), *Au-delà de l'emploi. Transformations du travail et devenir du droit du travail en Europe*, rapport pour la Commission européenne, Flammarion, 1999.

Taylor C., *Multiculturalisme : différence et démocratie*, Aubier, 1994.

Verheyde T., Riomet N., « La tutelle dans ses aspects comparés en Europe », *in* Sassier M. *et al.*, *L'avenir des tutelles*, Dunod, 2000.

Visier L., *Les relations de travail en milieu protégé*, Bureau international du travail, 1998.

Waddington L., « Formation et emploi pour les personnes handicapées », *Hélioscope* n° 2, Bruxelles, Commission européenne, 1994.

Wahl B., Bensoussan P., Audigier-Dufour C., « Les handicapés mentaux », *L'école des parents* n° 2, 1991.

Waterplas L., Samoy E., « Attribution d'un budget personnalisé : nouvelle panacée ou cheval de Troie dans les dispositifs de services aux personnes handicapées ? », *Handicap* n° 90, avril-juin 2001.

Zribi G., *L'avenir du travail protégé. CAT et intégration*, Éditions ENSP, 1998.

Zribi G., Poupée-Fontaine D., *Dictionnaire du handicap*, 4e édition, Éditions ENSP, 2002.

Zribi G., Sarfaty J., *Construction de soi et handicap mental*, Éditions ENSP, 2000.

Zribi G., Sarfaty J., *Le vieillissement des personnes handicapées mentales*, 2e édition, Éditions ENSP, 2003.

Loi du 18 octobre 1966 sur la tutelle aux prestations sociales.

Loi n° 68-5 du 3 janvier 1968 portant sur la réforme du droit des incapables majeurs.

Loi du 30 juin 1975 sur les institutions sociales et médico-sociales.

Loi du 2 janvier 2002 rénovant l'action sociale et médico-sociale.

TABLE DES MATIÈRES

3
Des questions complexes, des approches nécessairement nuancées

4
Le quotidien des personnes handicapées

Conception/Réalisation : Éditions ENSP
Maquette couverture : V. Hélye
Achevé d'imprimer sur les presses
de l'Imprimerie Darantiere à Dijon-Quetigny en mars 2003
Dépôt légal : mars 2003 – N° d'impression : 23-0283
Imprimé en France